新澤克憲

同じ月を見あげて

ハーモニーで出会った人たち

道和書院

まえがき

一九九五年、ハーモニーという名前の施設で働き始めた。精神科や心療内科に通院中の人たちがやってくる施設の施設長だ。

やってくる人たちのことも、福祉のこともよく知らなかった。とりあえず、最小限のスタッフと通える場所を構え、ご飯を作った。リサイクルショップを開き、木工で椅子を作り、公園の掃除でお金をもらった。

誰かに困りごとがあれば、いっしょに思案し、入院すれば見舞った。亡くなれば弔《とむら》った。

「最果ての地にある小さな出張所（派出所かもしれず、郵便局かもしれず）で、それほど多くはないその地の人たちを相手に、便利屋さんのように毎日のあらゆる出来事に応じる」。それが当時、作業所の仕事をよく知らない友人たちに自分の仕事を説明する時の比喩だった。

さすがに三〇年も経つと、世の中はかわる。

法律も整備され、施設の役割も明確になり、支援の方法も定型化され、通所施設の多くは、その人の生活にかかわることまで踏み込むことは少なくなった。かつての私のような働き方をする人は多くないらしい。もう今では、ここは最果ての地ではないけれど、相変わらず私のひとりひとりとのつきあい方や、場の作り方は、あまり変わっていない気がする。そして「障害者」と呼ばれるのは特定の人のみがかかわる特別の人ではなくて、同じ時を過ごし地続きの社会を生きている人だと思っている。「専門家が対応する人」であって「自分の日常とは違うところにいる」というのは違う。

なぜ、違うのかと考えているうちに、ひとりひとりの人のことを思い出してとまらなくなった。そこで文章に書いてみることにした。Ⅰでは、まだ制度が整っていなかった作業所立ち上げの頃のこと。Ⅱでは、ハーモニーの活動の転機となった「幻聴妄想かるた」の制作の話。Ⅲでは、ハーモニーで出会った忘れ得ぬ人々のこと。Ⅳでは、自分のことも含めて家族のことを書いた。とはいっても、すでに若くはない我々のことだ。家族の別れと家族「後」の話題が多くなった。

思い返すと、よく月を見ていた。

夜、ハーモニーの裏口のシャッターを下ろし、薄暗い路地に立つと、月が見える。

帰ってくる家がなく長く入院している人、自宅から出られなくなってメールだけでつながっている人、劣悪な職場で働き続けている人。連絡の途絶えた人。気になる人の顔が次々に浮かんでくる。「あの人もこの月を見ているかな」と思う。

時には、「月が綺麗ですね」とメッセージを送ったりする。「満月ですね」などと返信があると安堵する。

「月見てますか」と電話がくる。

「もう寝ましょうね」と答える。

タイトルになった「同じ月を見あげて」は、そんな自分とハーモニーの利用者（メンバー）たちとの日々を表した言葉だ。

新澤さんと、この本のこと

齋藤陽道

私たちは、いつ、どのように崩れるかわからない、やわらかくて繊細な弱さを含んだ砂の家なのだ。

砂の家をめぐって厳しい現実を見つめる新澤さん。崩れる砂をともに掬い集め、ともに直し、コツコツと関係を築いていく。

不意に訪れた悲しき日もごまかさず書く。それでも日常はやってくる。日常のかけがえなさを深く噛み締める人にしか表せない描写によって、登場するみんながふしぎなほど近しくなる。そうして、自分自身の抱える弱さをも愛でたくなる。

目次

Ⅲ ハーモニーの日々

I　はじまり

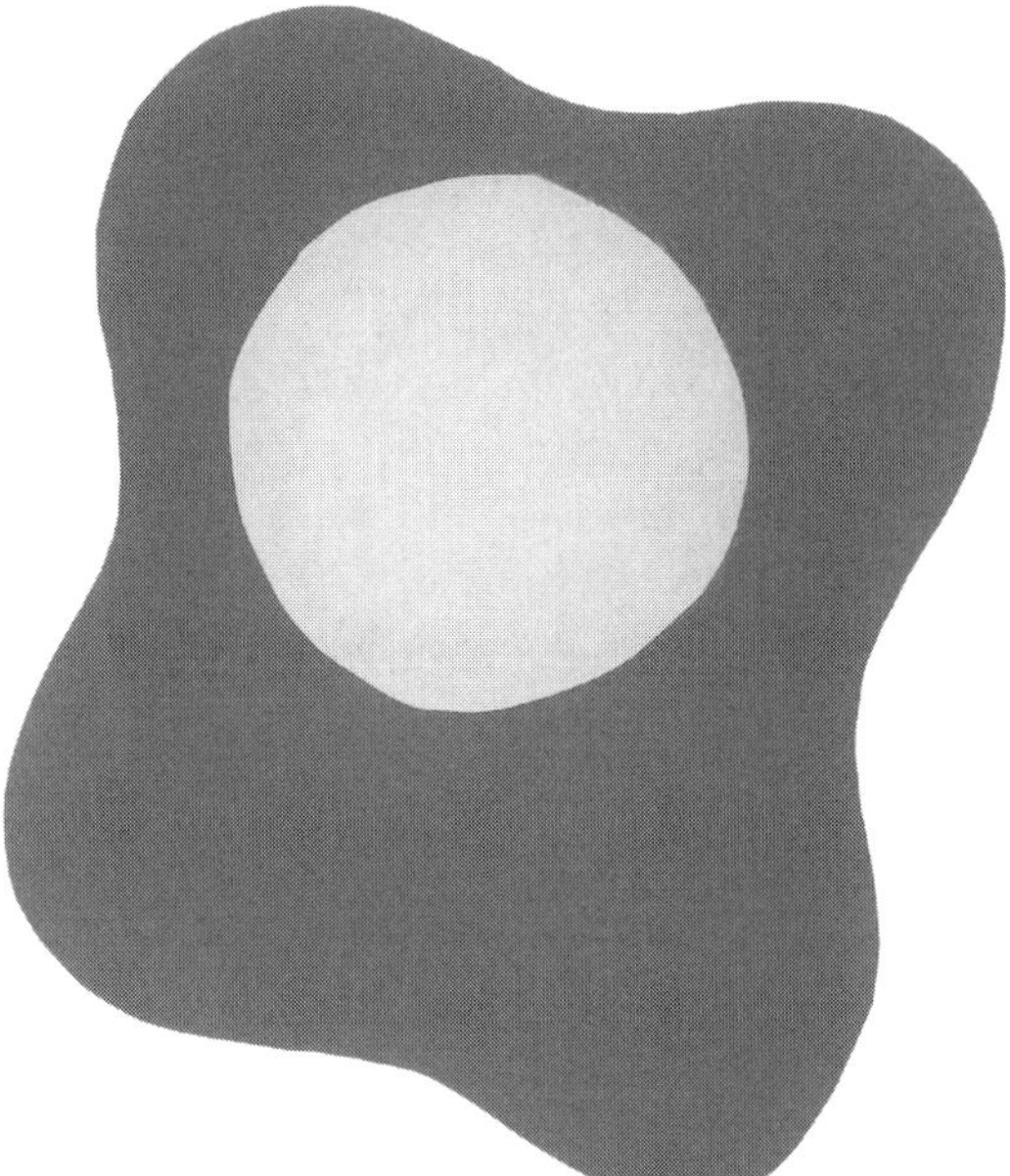

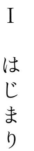

プロローグ――ハーモニーへ

一九九四年のクリスマスイブは土曜日だった。私は三四歳だった。誘われて、地域のボランティア団体のクリスマス会に出かけた。地域の寄り合い所みたいなところがあるので行ってみないかと誘ってくれたのは後に結婚することになった友人で、あまり気が進まなかったけれど、予定もなかったので出かけることにした。

もとより予定などありはしない。私は前の年に役所の仕事を辞めて、職安で紹介された職業訓練校に通って、木工家具作りを学んでいたが、土曜日には授業がなくて、断る理由もなかったのだ。

役所を辞めても失業給付はないので貧乏だった。それで行くのも自転車だった。きっと、土曜日じゃなかったら行かなかっただろう。

三〇代の初めの自分は、いろいろ空回りしていた。半分は自分で掘った穴に落ち、半分は誰のせいでもない不運に気持ちが挫《くじ》かれていた。進学した大学院も、途中から研究に意欲を失い辞めてしまい、その後就《つ》いた公務員としての福祉現場の仕事も、中途半端に投げ出してしまった。いつもそんな感じだ。

「何かを始めても今度も上手くいくはずがない」。そういう自信のなさが、「今やっていることは、自分の本意ではないから、いつ辞めてもいい」という言い訳を生み出し、すべてに予防線を張っていた。

福祉から離れ、何か物を作る仕事をしたいと考え専門校に通い始めたものの、九〇年代に入って日本の経済は低迷し、賃金も伸びなくなった。物作りで生きていくのも容易ではなさそうだった。独立してやっていく自信などないが、どこかに入れてもらう自信もなかった。専門校の同期は就職に向けて会社訪問など始めていたが、私はといえば気乗りがせず、相変わらず、休みの日はゲームセンターか車椅子の人の介助ボランティアに行ったりしていた。

小人とワイン

クリスマス会の行われる場所まで三〇分ほど自転車をこいだ。最後の急な坂道が果てしなく長く感じ、息が上がった。その頃はヘビースモーカーだったので、すぐに息切れしたのだ。目的地に到着した頃にはすでに坂の上から見る町は夕闇に覆われていた。探し当てた住所は二階建ての木造の民家で、入口近くに「道草」というプレートがかけられていた。

玄関の扉を開けて声をかけると、ダイニングからカウボーイハットの男性が顔だけのぞかせて、「二階にどうぞ」と案内してくれた。玄関のオレンジ色の白熱球が薄暗い階段を照らしていたのを、もう三〇年ほど前のことなのに鮮明に覚えている。ドアの隙間から、先ほどの男性が車椅子に座っているのが見えた。

二階は二間続きの和室で、細長い座卓を囲んで一〇人ほどが料理をつつきながら談笑していた。世話役らしき女性たちがしきりと声をかけてくれる。この会を主宰しているのは地域のボランティアグループで、ひとり暮らしの高齢者や障害のある人たちを呼んで食事会をしたり、地域の区民センターや学校の集会室でお茶会を開いたりしているということだった。一階にいたカウボーイハットの男性が代表。今日は一年の締めくくりで集まっているそうだ。

世話役の女性に問われるままに、通っている木工の専門校のこと、今までやっていた仕事のことなどを話した。同行した友人とは席が離れてしまった。彼女はボランティアで参加しているという銀行勤めの人と話し込んでいた。

私の隣には、胸元まで髭《ひげ》を伸ばした初老の男性と、ピンクのセーターを着た坊主カットの女性がいて、甘そうなポートワインを飲んでいる。瓶の真ん中に大きな赤い丸の書いてあるワインだ。二人とも目が不自由のようで、手探りでコップを口に運んでいる。

女性は話し好きらしく、「おにいちゃん、葡萄酒おいしいねえ」「どこに住んでいるの」と、次々に話しかけてくれる。坊主カットの女性がマチコさん、髭の男性が佐野さんといった。マチコさんは二人の成人した息子たちのお母さん。佐野さんはマッサージ師だと話してくれた。

男性の髭は半分以上白いものが混じっていて、イスラムの長老を想像させた。ほとんど無言だが、時々、聞こえないくらい小さな声を発する。女性が「彼は鼻の中に住んでいる小人と話しているので気にしなくていい」と教えてくれた。

少しの間、注意して耳を傾けてみたが、佐野さんの言葉はよく聞き取れなかった。「小人と大喧嘩をする時は怒鳴りあっているけれど、今日は、小人となかよしみたいね」とマチコさんが言った。

「おいしいワインですね」少し場に慣れてきたころ、勇気をふるって髭の佐野さんに声をかけてみた。小人が鼻の中に住んでいる人に会ったのは初めてだったし、話してみたかったのだ。佐野さんは腕組みをして、うんうんと頷《うなず》いてから低い声で言った。

「なにを言ってるんだ。これはワインじゃないね。葡萄酒だろうね」

横からマチコさんも「葡萄酒に決まってるじゃない。ねー」と怒ったように言った。

それから二人はすっかり黙りこんでしまった。

私の知らないルールがワインと葡萄酒の間にあるらしいことは理解できたが、どうやら後の祭りだった。二人は何事もなかったかのように、席を移動してきた銀行員さんと話しはじめた。私は黙って、甘いワイン、いや葡萄酒を飲んで時間をつぶすしかなかった。

将軍という名の池

「今度、作業所を開所することになったのね。そこで仕事しません⁉」

しばらくして戻ってきた世話役の女性の一人が、まっすぐ私の方を見つめたかと思うと、唐突に言った。

「こちらが利用者さん！」と笑いながら、佐野さんとマチコさんを指さした。

「新澤さんが職員さんってどうですか。マチコさん？」

「いいよ。おにいちゃん、やんなよ」

さっきまで、話しかけても答えてくれなかったマチコさんが言った。

その夜は返事を保留して、クリスマス会を後にした。団体が開く予定の作業所は、「精神障害者」と呼ばれる人を対象としていて、「ハーモニー」という名前だけ決まっている。ただし、場所も活動内容も決まっていないという。どんな経緯があったかわからないが、私は知らない間に、作業所所長の勧誘と採用面接を受けていたらしい。ずいぶん後になって、世話役の一人に聞いてみたが、「ホントにたまたま、あなたが来たから」と笑っていた。

作業所とは「共同作業所」などとも言われ、さまざまな障害のある人たちが集い、活動する通所施設のことだ。一九八〇年代に全国規模で広がった。特別支援学校（当時は養護学校）の卒業後の進路等の目的で、家族や学校関係者により設立されることが多かった。企業から請け負う内職作業や食品製造、リサイクルショップ、喫茶店、弁当作りなど、幅広い活動が行われた。工賃（対価）の生じる「作業」だけでなく、レクリエーションや運動、創作活動、日常的な相談など、利用者の社会参加と生活全般に関わる支援をする施設も多かった。自治体からの補助金で運営されるのだが、その額は自治体によりバラツキがあり、どこも運営には苦労していると聞いていた。

そんなわけで、学生時代にはよくボランティアに行ったが、自分の就職先と考えたことはなかった。

年末年始の休みの間も、クリスマスイブに会った人たちのことが気にかかっていた。福祉の現場である施設で再び仕事をする気持ちにはなれなかったが、鼻の中に小人を住まわせている全盲の人に会うなんてことは、これまでの生活にはなかったことだ。ちょっと気持ちが動いていた。私が大学や仕事で接点を持たせてもらったのは、自閉症や知的障害、身体障害の人たちで、それまで「精神障害」と括《くく》られた人たちのことを知る機会がなかったことに気がついた。

世田谷区には都立の大きな精神科病院がある。年が明けたある日、そこに行ってみることにした。

地図で見て広いことは予想していたが、予想以上だった。敷地に低層の入院病棟が散在し、病棟をつなぐ屋根のある通路を、黄色い運搬車がガチャガチャとにぎやかな金属音を立てて走り回っている。病棟の窓にはどこも頑丈な格子が嵌《は》まっていた。

棟の間をぬって歩いていくと、小山やこんもりした森がある。遠くの方を白いガチョウが歩いている。奥にさらに進むと、真ん中に島のある大きな池に出た。池があまりに唐突に視界に入ってきたものだから、私は少々うろたえてしまった。鈍く光る水面の下で大きな鯉が泳ぎ、頭上ではカラスが低く飛んでいた。濡れた落ち葉で地面は滑りやすく、おまけにところどころぬかるんでいた。突然カラスが大きな声で鳴いた。

三〇分歩いても、敷地の全部を回れたのかどうかわからない。病棟の入口の方に戻って、外来棟のそばにあるベンチに座ってみることにした。ベンチは他にもいくつかあったが、どこも患者さんたちが集まっていた。ずっと居座る人、どこかに出かける人、どこかから帰ってきた人、何度もやってくる人、待ち合わせの人。観察していると、外来棟に出入りする人もいれば、入院病棟の方に帰っていく人もいる。外来に通院する人と入院中の人だろうか。私の座っていたベンチは喫煙所でもあって、寒空の下、患者さんたちが、紫の煙をくゆらせている。当時はいたるところで煙草が吸えた。

「あの〜　煙草持ってますか」

あまりに自然に煙草を求められて、驚いた。ああ、どうぞと一本差し出す。

入れかわり立ちかわりやって来る人たちに、ライターの火を貸したり、煙草をあげたり、野球の話をしたりして過ごした。話の大半は忘れてしまったけれど、白い息とヤニの匂いだけは強く記憶に残っている。私はただ、訊ねられるままに答え、疑問に思ったことを訊ねた。彼らは私と同年代か、少し上のようだった。そういえば同年代とずいぶん長いあいだ喋っていなかった、と気づいた。

あとで、図書館で調べてみると、病院の池は将軍池といって、その昔、病院の患者たちが治療のために人力で掘ったらしい。そして将軍池の名前の由来は、自らを「将軍」「天皇」と称した有名な患者が入院していたからという話だ。池を作るために掘った土を積み上げて、中央に山を作った。それが「加藤山」という。こちらは池づくりを進めたドクターの名前から来ている。

そういわれても、自分が病院のベンチで出会った人たちと、手堀りの池や将軍を結びつけるのは難しかった。彼らが突然、「我は将軍だ」と話し始めるとは、想像もできなかった。それどころか、彼らと私との間にある差異について考える材料すら私にはなかった。

不謹慎に聞こえるかもしれないが、知らず知らずのうちに、もう少し、彼らのことを知ってみたいという好奇心のようなものが生まれていた。

一月の半ばになって、クリスマスイブに会った世話役の女性から連絡があった。専門校で学んでいる木工技術を使える活動が何かできるのならば、ハーモニーのスタッフをやらせてもらいたい。私はそう返事をしたのだった。

それにしても、一九九四年のクリスマスイブが土曜日でなかったら、私は今の仕事をしてはいなかったと思う。

1　哲也さんのギター

大事な言葉を口にすると良くないことが起きる。そう哲也さんは言う。だから「音楽」という言葉を口にしてはいけない。Musicの頭文字のMって言ってくださいよと言う。

私は週に何回か、朝の仕事が一段落すると「哲也さん、Mしましょうか？」と誘って地下室に降りていき、二人でギターを弾いて歌った。

一九九五年、共同作業所「ハーモニー」が弦巻《つるまき》の竹林の坂の上で開所し、私は施設長として働きはじめた。

開所してひと月ほど経ったころ、哲也さんが現れた。四五歳くらいだっただろうか。チェックのシャツにジーンズ姿で黒ぶちの眼鏡をかけた姿は、一〇ほど年下の私には、子供の頃に憧れた「大学生のお兄さん」がそのまま歳をとったような印象があった。

あとで聞いたところによると、哲也さんは大学の時に眠れない日々が続いて、強大な力をもつ政治家の声の幻聴が聞こえ始めたという。今や日本はその政治家が闇で支配していると言うのだが、Mと同様にその政治家の名前を口にするのも避けなければならないそうだ。

哲也さんは早朝に自宅を出て、JRとバスを乗り継いでハーモニーにやってくる。仕事はできないからいいよと断り、ギターを弾く以外の時間は、いつも煙草を吸っていた。火をつけては忙《せわ》しなく煙を吸い込み、すぐに揉み消す。休憩室の机の上の灰皿はたちまち吸い殻で溢れる。煙草を吸う哲也さんの指先は小刻みに震え、まだ火の残っている灰が落ちて、机のあちこちに焼け焦げを作った。

作業をせずフラフラし、机に焼け焦げを作ったりしている哲也さんは、他のメンバーからいつも怒られていたけれど、私は彼が来るのが楽しみだった。

地下室のM

哲也さんの弾くギターの音は独特だ。小刻みに震えるから、指で弾いてもピックを使っても、音が揺れている。意のままにならない身体の揺れが、通常の曲にはないアクセントをギターの演奏に加える。指弾きでゆっくりと分散和音を奏でたりすると、その微妙な音の揺れは格別に物悲しく聞こえたりするのだった。

演奏するのはほとんどが英語の曲で、ビートルズの「レット・イット・ビー」など有名な曲もあったけれど、「これ、僕の曲なのでやりましょう」と教えてくれた曲も多かった。一音一音、左手でギターの指板の押さえるポジションを見せて、ほら、このコードだからと言うので、こちらも覚えないわけにはいかない。哲也さんが作ったという曲には英語の歌詞がついているのだが、聞いただけでは意味を理解することはできなかった。love とか baby とかいうのだからラブソングなのだろう。

地下室でのMを始めて三か月ほど経ち、レパートリーが五曲程度になった頃には、他のメンバーも歌を聞きに地下室に降りてきた。目の見えないマチコさんもいて、歌に合わせてタンバリンを叩くようになった。実習生や見学者がいる時などは、一〇人を超える聴衆が昼休みに地下室に集まるようになっていたのだ。

地下室には木材のいい香りが漂っている。そこには木工用の電動かんな盤と丸ノコを使った昇降盤があって、職業訓練校で学んだ初歩的な木工の技術を使って、簡単な家具や額やアクセサリーを作っていた。私たちは作業台や、もらってきた木材に腰かけて、ギターを弾いた。

私は必要とされているようであり、しかし曲が始まるとほとんど無視されているようにも思えた。彼が始めたい時に、曲がはじまった。交互にギターソロを弾くはずの間奏も、のってくると私のパートは飛ばされた。彼は、地下に降りてきた人たちの中で、これと狙いを定めるとその人の目をじっと見つめて、歌い始めるのだった。

M（音楽）をやっているとき以外は、哲也さんはいつもオドオドしている。

想像だが、その不安は、時には彼にとって嫌なことを言ってくる「幻聴」のせいであり、時には行きの電車やバスの中で体験した嫌なことを引きずっているからのようでもあった。もう一つ、気持ちが落ちつかないために、おざなりにやってしまうことで、スタッフやメンバーから注意されることが多かったせいかもしれない。例えば、食堂の麦茶を冷蔵庫に戻さず出しっぱなしにしたり、トイレを流さなかったり。いつも「ごめんなさい」とか「怒らないでよ」と謝っていた。きっと自分でも、何に謝っているのか判らなくなっていたこともあるに違いない。


「新澤さん、やったことね」

ある朝、顔を合わせたとたん哲也さんはそう言って、バス停に向かう坂を小走りで下っていった。

どうやら「今日は音楽をやりたかったのだけれど帰るしかないので、やったということにしておいてくれ」というメッセージだったらしい。一緒にギターを弾いて楽しんだということにしておけば、哲也さんは少しだけ重荷をおろして帰路につけるのだ。そう解釈することにした。

不安が襲ってきた時には、すぐにその場を離れること。

私が見たところ、それが哲也さん流の対処法だった。その後もたびたび「やったことね」と言い捨てて、坂道を消えていった。

私は「やったね。楽しかったです。おつかれさま」と後ろ姿に声をかけた。

評価しない、されない場所

私はというと、その頃、この作業所をどんなふうにしていこうか、はっきりとした見通しを立てていたわけではなかった。

ハーモニーのある世田谷区は、施設の借り上げ費用や昼食費など、全国的に見ても高水準の補助をしていた。最も多い時で二〇以上の精神障害者共同作業所が、それぞれ特徴のある活動を行っていた。

聞いたところでは、靴を脱いで上がる板の間の喫茶店の営業をしている作業所もあって、あまりお客さんも来ないのでみんな煙草を吸いながらゴロゴロしているとのこと。拾ってきた石を「ただの石」として一〇〇円で売ったりしていると聞いた。ごろごろして、拾った石を売っている。つげ義春のマンガ「無能の人」のような世界を想像して好奇心をかきたてられたが、よその真似をしてもつまらない。

とりあえず、私が専門校で学んできた木工を活かした家具や小物づくりと、作業所の一階を使ったリサイクルショップをハーモニーの活動とすることになった。

ハーモニーを紹介するために作った最初のチラシには、あまり大きな風呂敷を広げるのも自信

がないので、「まあ、とりあえず来てみたら」という気持ちを込めて、

「いたずらに人を評価しない場所、人に評価されない場所です」

と書いた。「評価しない」とは、「よい評価」も「悪い評価」もしないから、楽にお過ごしください。そういうつもりだった。それは、「評価」にまつわる、人と人の非対称的な関係(たとえば上下関係)がないところで始めたい、という自分自身への戒めでもあった。

岬さん

あとわずかで梅雨が開ける、という七月の始めの朝のことだった。

哲也さんと同じ頃にハーモニーに来所するようになった岬さんが、朝から出店の準備に忙しそうにしていた。

ご近所に寄付してもらった品物を売るのが、その頃のショップの仕事の中心だった。「リサイクルショップ」と名乗ってはいたが、「古着・古道具屋」と言った方がイメージに合っている。ほとんどは衣類だったが、引き出物の食器や本、レコードや旅行の土産物まで、さまざまなものを店先に並べていた。飛ぶように売れるというものではなかったし、平均単価一〇〇円の商いである。今日はお客さんが多かったねという日でも、一日三〇〇〇円を超える日は稀だった。メンバーたちは多かれ少なかれ人づき合いが苦手なところがあって、接客のある店の仕事には関心が

薄かったが、岬さんだけは例外だった。

彼女は、ハーモニーの店先で古着や食器を売ることに全力を投入していた。鬱《うつ》で長期間、部屋から出られず、宅配ピザで二年も命をつないでいた彼女がハーモニーに足を運べるようになるまでには、多くの紆余曲折があった。それだけに岬さんは、再びハーモニーに来れなくなることを怖れた。いや、怖れていたのは、再び狭いアパートの部屋で身動きできなくなることだったかもしれない。

朝一番にハーモニーに現れ、入荷した古着の汚れをとり、きれいに整え値札をつけて、ハンガーラックに吊るす。その一連の作業を、まるで回復の証であるかのように、毎日続けていた。私も他のメンバーも岬さんの熱心さに感謝しながらも、その張りつめた気迫に押されてか、お店は彼女に任せておこうという暗黙の了解ができあがりつつあった。

ところが岬さんの方は、他のメンバーのそんな様子が納得できなかった。

「私だけこんなに忙しい思いをしてやっているのに、朝からソファーで寝たり、コーヒーばかり飲んでいる人たちを何とかしてほしい」と私に直訴した。

「ここは、みんながそれぞれ思い思いのやり方で時間を過ごすところだから」

その時の私はそんな返事しかできなかった。もう少し、ねぎらいの気持ちがこもった言い方はできなかったのかと今も申し訳ない気持ちでいる。

そんな岬さんの朝の店だしの最中に、哲也さんがやってきたのだ。

私はそのとき事務室にいて、岬さんの大きな声と何かが割れる音を聞いて、急いで行ってみた。

見ると、沢山の衣類が掛かった重たいハンガーラックが店の外の道路にひっくりかえり、売り物の陶器が粉々に割れていた。そしてその横には、無表情で煙草を咥《くわ》えて立っている哲也さんがいた。岬さんを探すと彼女もまた、硬い表情のまま道の向こうに立っていた。

バス停の方から坂道を上ってきた哲也さんに、岬さんが、「あなたもふらふらせずに、少しは店の準備を手伝うべきだ」というようなことを言ったらしい。それで哲也さんはキャスターのついたハンガーラックを、開店準備のために店の外に運び出そうとした。ところが衣類の沢山かかったラックは重く、力任せに引っ張ったので、店先の斜面のところで倒れ、付近にあった陶器の食器や花瓶の上に落ちてしまったという。岬さんが手間をかけて汚れを取り、一枚一枚値札をつけたラックの衣類のほとんどは、地面に打ちつけられて皺《しわ》になり、汚れてしまった。

岬さんは誰にも視線を向けることなく、「お店のものが売れないとね、ハーモニーがなくなっちゃうのよ」と、こみ上げるものを力ずくで押し殺したような声をもらした。私でなくハーモニーが困る、という言い方をしたことで、かえって彼女の怒りの深さを感じた。岬さんは手早く、割れて散乱した食器の欠片を集めて新聞紙に包み、汚れた衣類を、あるものは洗濯機に、あるものはごみ箱に突っ込んだ。そして片づけを終えると、もう何も話さず、何もなかったかのように真っすぐ歩いて消えていった。

哲也さんを探すと、厨房で煙草を吸っていた。先ほどの一件でずいぶんとショックを受けているに違いない。声をかけるのをためらったが、意外なほどいつもと変わらない。

「新澤さん、ハーモニーなくなっちゃうの？」岬さんに言われたことが気になったようだ。

「大丈夫」私は答えた。

「ハーモニーをやっていくお金は、東京都と世田谷区からもらっているので、お店が売れなくても、つぶれたりしません。お店の売上は毎月の工賃として、メンバーのみんなに渡しているから、沢山売れるに越したことはないけれど」

哲也さんは怪訝《けげん》そうな顔をしてコップの麦茶を飲み干し、「M、やったことね」と呟いて帰っていった。

テーマソング

そんなことがあった数日後、雨でメンバーたちの出足も遅く、私はみんなが来ないのをいいことに事務室で書類仕事を片付けていた。岬さんはあの日から休んでいたし、濡れてしまうから今日はお店の品物を外に出さなくてもいいね、と他のスタッフと話していた。

気がつくと、窓の外からギターの音とかすかな歌声が聞こえてくる。窓をあけてみると、哲也さんが店のひさしのところで、ギターを弾きながら歌っていた。

ハーモニーは儲《もう》かる
ハーモニーは儲かる
いつか　きっと
儲かる

Eのブルースだ。ふつうのブルースは一二小節だが八小節しかない。一二小節のコード進行のうち最初の四小節のないサブドミナントコードから始まる単調な繰り返しだった。

「哲也さん、作ったの？」　私は窓から身を乗り出して聞いた。

「ハーモニーは儲かる」　哲也さんはブッキラボウに答えた。

ひさしに遮《さえぎ》られて雨には直接濡《ぬ》れはしないものの、寒々しい風景の中で聞く哲也さんのブルースはとても悲しく聞こえた。

なんだ、なんだとやってきたメンバーたちも、聞き入っている。誰かが「ハーモニーのテーマ曲だね」と言った。ピッキングが力強くなってきた。

「なんだか寂しい曲だなあ」　私はポツリと無遠慮なことを言ってしまったけれど、誰もそれには答えなかった。

みんなが飽きて部屋の中に入ってしまった後も、哲也さんはいつまでも店先で八小節のブルースを歌い続け、私は窓から身を乗り出し、霧雨に濡れながらそれを聞いていた。

自分は、こんなことをしていていいだろうか。理由はわからないが、ふいにそんな気持ちが湧きあがってきた。


その年の夏は暑かった。でも、哲也さんのMが行われる地下室はクーラーなしでも快適で、地上の熱気から逃れるには格好の隠れ家だった。

岬さんに怒られた時にできた「ハーモニーは儲かる」はいつの間にかレパートリーに加わっていた。哲也さんは「宣伝になるから」とみんなに言われて、店先で何度か歌った。売上は変わらなかったが、なんとなくそれが彼の仕事になった。

岬さんは、例の一件があった一週間後には、何もなかったような顔をして復帰した。そのことを気にしていると誰かに悟られるのが我慢ならないというように、ふだんとまったく変わった素振りを見せなかった。

儲からないとはいえ、買取をしない寄付品だけを商うリサイクルショップとしては、なかなか上出来だったと思う。

朝、出勤してみると、シャッターの前には古着でいっぱいになったゴミ袋が置かれている。近所の人たちが持ってきてくれるのだ。その中から商品になりそうなものを選んで、ハンガーラックに吊《つ》るしたり、「一枚一〇〇円」などと書いた紙を貼りつけた箱に入れておくのが、スタッフや岬さんたちメンバーの仕事だった。

売上は多くなくても、常連のお客さんが毎日のぞきに来てくれた。岬さんはそんな人たちの接客をする。この時期の彼女は、新しく処方された薬が魔法のように効くと言って上機嫌で、仲良くなったお客さんと他愛ない話をするのが何よりの楽しみだと話してくれた。自分のことをあまり語らなかった彼女が、実は昔、スーパーで試食販売のパートをやっていたのよ、と教えてくれたのもこの頃だ。

ピック

哲也さんも、出会って半年もたつといろいろな話をするようになった。もちろんそれは、頭の中でいろいろな思いが渦巻いていたり、不安なことがない時に限られていたけれど。

どうやら哲也さんは、七〇年代の洋楽の何曲かは「ひょっとして、自分が作った曲なんじゃないか」と思っているらしい。ジョンとヨーコの「ハッピー・クリスマス（戦争は終わった）」は高校時代に自分が作った曲らしいと打ち明けてくれた。それをジョン・レノンが歌っていたのに気がついた時には驚いたよ、だけどこれは秘密だよ、と言うのだ。とはいえ、弾いてくれる「ハッピー・クリスマス」は八ビートで、ジョンとヨーコのは八分の六だったから、すぐに歌と伴奏がちぐはぐになり、「だいたいこんな感じだ」と終わりになった。

私は、半年たつうちに哲也さんのオリジナルの曲が10ccの「アイム・ノット・イン・ラブ」やキャロル・キングの「君の友達（You've Got a Friend）」にそっくりなことに気がついてしまったが、そのことを言うのはやめておいた。ちょっと不誠実な気もしたけれど、どっちでもいいことで彼を悲しい気持ちにさせるのは、できればやめておきたかった。

なにより私は、哲也さんと「M」をやるのが楽しかったのだ。

弾く前にボディーをひっくり返して上下に振り、ピックを取りだすのが彼のいつもの決まりだ。ピックが無くならないようにサウンドホールにピックを放り込むのが彼の癖で、思いつきはいいと思うのだが、取りだすのは容易ではない。小さなピックはボディーの中で、あちらこちらに引っかかって、なかなか出てこない。振っても振っても、カタカタと音がするばかりだ。そのうち、見るに見かねて自分のピックを貸してあげることになる。

万事がそんな感じだった。ひょっとして、私が見るに見かねるのを待っているんじゃないかと思うほど、哲也さんはあらゆることが上手くいかず、困っているようにみえた。

こころの病人フェスティバル

開所して半年がたち、秋が訪れたころ、地域の精神保健センターで行われるお祭りに参加するよう、お誘いをいただいた。センターの中庭や駐車場に、参加した施設が店を出して、ちょっとした手作り品やお菓子などを販売するらしい。その頃は精神保健センターと言っていたが、ほどなく福祉という言葉がつき、精神保健福祉センターに変わった。東京都の精神疾患を持つ人たちに関わるセンターで、日中の活動の場であるデイケアの部門があり、ほかにも宿泊の事業などを行っていた。

みんなに聞いてみると、楽しそうだから行ってみようと言う。ハーモニーという新しい場所に慣れてきて、すこし外に出てみる元気が出てきたのかもしれない。毎日、新しいことに追われるのは嫌だが、いつも少しだけ新しいことが起きるのはいいな、と思った。市場で缶ジュースを仕入れて売るのはどうだろう、と提案したのは岬さんだった。それだったら売れ残ってもみんなで飲めるしね、と彼女は言った。

私にもちょっと思いつきがあった。出店要綱を送ってもらうと、予想通り、周囲をベンチに囲まれた広場のようなところがあった。出店のブースのいちばん奥だ。センターに電話をして、お祭りの間、その広場でギターを弾いて歌っていいかと聞いてみた。スタッフは驚いた様子もなく、講演用のスピーカーセットとスタンドつきのマイクも使いますかと答えてくれたのだ。

ハーモニーを開いた日から一緒だった、目の見えない佐野さんとマチコさん、それから哲也さんと岬さん、女性スタッフと私の六人で出かけることにした。

前日、岬さんと市場に行って、輸入物の安い炭酸飲料を仕入れた。コーラと缶には書いてあったけれど、もちろん本家のではない。試しに飲んでみたら、うがい薬に似た味がしたけれど、メンバーの評判は悪くはなかった。

当日の昼ごろ、コーラをクーラーボックス一杯に詰め込んで、スタッフの家の冷蔵庫で作った氷を詰めて出かけた。もちろん、哲也さんと私のギターも忘れずに車に積む。

本当に天気のいい、一〇月の日曜日だった。会場は想像より広く、人で溢れていた。パンフレットには赤く「こころの健康フェスティバル」という文字が躍っている。

私たちが到着した頃にはすでにフェスティバルは始まっていて、参加施設はそれぞれ模擬店を開いていた。屋台があったり、フリーマーケットのように地面にシートを敷いて、作業所で手作りしたり仕入れたりしたものを売るのだ。建物に沿って配置された缶の灰皿から煙草の煙が立ち上り、強い香りが鼻をついた。

同じ地域にこんなにも多くの施設や、それらを利用している精神科のユーザーがいることに圧倒された。早い話、私は緊張していた。発病以来、アパートで籠る生活の長かった岬さんにも、この光景は驚きだったようだ。「新澤さん、病人ばっかりねえ。これじゃ『こころの健康フェスティバル』じゃなくて『こころの病人フェスティバル』じゃんねえ」　そう大きな声で言って笑い、先に行ってしまった。

「いらっしゃい！いらっしゃい！　ひかり作業所の焼きそばだよ！」

そんな声が聞こえてきた。はぐれないようにと振り返ってみると、驚いたことに哲也さんがニコニコ笑いながら、焼きそばの売り子をしていた同年代の男性と話し込んでいる。

「てっちゃん。仲間があっちにいるから、あとで呼んでくるね」とか言いながら、男性は人ごみの中に消えていく。聞いてみると、会場には知っている顔も少なくないらしい。発症以来、あちらこちらのデイケアや作業所に出入りしていた哲也さんだから、考えてみれば当然ではあった。ここは哲也さんのホームグラウンドだったのだ。

その後三人ほど、哲也さんの友人に会った。彼は上機嫌で「いやあ、参ったなあ」を繰り返したが、会場の端の方に割り当てられたブースにつくまでに、私はすっかり疲れてしまった。

そんな私にカツを入れてくれたのは、先に着いて、マチコさんたちと待っていた岬さんだ。

「さあ、準備して！　全部売るまで帰らないからね」と言いながら、開店の準備を始めた。やっぱり試食販売のベテランだ。お客さんを見ると気持ちが燃え上がるらしい。私たちはコーラを売りに来たのだ。忘れてはいけない。

岬さんは、あっという間に長机にビニールシートを敷き、クーラーボックスを開いた。そして「おいしいコーラ八〇円」と書いた画用紙をボックスに貼りつける。

「岬さん、八〇円？」

「そうよ。氷が溶けるまでに売らないとね」

「よそのお店は一〇〇円なのに。最初からこんなに値段下げるの」

「はい！　弱気はダメよ。先手必勝」

そういうが早いか、目の不自由なお二人に指示を出して、「おいしいコーラ、どうですか‼」「安いよ！」と客引きを始めたのだった。

岬さんのテンションがあがってきた。それとも私が低すぎるのだろうか。まあいいや、と思った。「氷が溶けるまでに売らないとね」という言葉の響きも悪くないし、こういう時はメンバーたちのテンションに任せておくのがいい。なんだか、そんな気がする。

ステージ

センターの職員さんが、会議用のスピーカーセットとマイクスタンドを運んできてくれたので、哲也さんと「M」を演らないわけにいかなくなった。

私と哲也さんがギター。マイクは一本しかなく、哲也さんのボーカル用だ。そしてタンバリンとカスタネットのマチコさんと佐野さん。お二人は横のベンチに座ってもらう。哲也さんの顔をみると、少し震えているようだ。

お店の横に立てたマイクの横に立つと、唐突に彼のギターが始まった。私はまだチューニングの途中だが仕方がない。あわてて演奏をはじめた。いつものように最初は「レット・イット・ビー」だ。

予告もなく生ギターの演奏が始まったので、周りの人たちが振り向く。哲也さんは、ハーモニーのブースの向かいでクッキーを売っている作業所の女性スタッフに狙いを定め、目を見つめながら歌う。

歌い終わると、多くはないけれどパチパチと拍手がもらえた。足を止めて見てくれるお客さんもいる。続けてCCRの「プラウド・メアリー」と、キャロル・キングに似た哲也さんオリジナル曲を演奏した。

もともとピッキングも声量も小さな哲也さんだ。声も震え気味で、生ギターの音も遠くまではとどかない。その彼ができるかぎり、声を張って歌っている。私はそれだけで幸せな気持ちになった。

とはいえ三曲も続けると、集まってきた人たちも散っていく。ここまでできただけで、上出来だ。もう終わりにしよう、と思ったとき、哲也さんが言った。

「それでは、ハーモニーの唄を歌います」　そしてイントロのE_7のコードを弾き始めた。

ハーモニーは儲かる
ハーモニーは儲かる
いつか　きっと
儲かる

それを間奏なしに繰り返した。二回、三回、四回……

周囲のブースの人たちが、「ん？」という顔でこちらを見ている。三回あたりで、少し笑っている。それでも歌は終わらない。

目の見えないマチコさんも佐野さんも、単調な歌詞だったら歌える。私も歌う。岬さんも歌い始める。

「ハーモニーは儲かる　ハーモニーは儲かる　いつかきっと　儲かる　ハーモニーは儲かる　ハーモニーは儲かる　いつかきっと　儲かる……」

人々がまた集まってきた。延々と続く繰り返しに、あきれてニヤニヤする人がいる。それでも終わらない。笑いが止まらない人、手拍子を打ちながら一緒に歌い始める人もいる。

ハーモニーは儲かる　ハーモニーは儲かる　いつかきっと　儲かる

ハーモニーは儲かる　ハーモニーは儲かる　いつかきっと　儲かる……

随分と長く感じられたが、実際は五分程度だったかもしれない。

打ち合わせておいた決めのフレーズを私が弾き、長いEコードのリフレイン。

珍しく哲也さんが最後に「イエイ！」と叫んで、曲は終わった。みんな喜んでくれたように見えた。

哲也さんが「いやー、参ったなあ」と言いながらギターを置いて、仲間と一緒に煙草を吸いに行ってしまったので、ステージは終わりらしかった。

マチコさんが「しんちゃん、楽しかったねぇ」と笑った。

そのあと、コーラを売るブースの隣でもう一回同じように演奏し、喫煙スペースに呼ばれて紫煙の立ち昇るなか、哲也さんの旧友たちを前に数曲演奏した。

日が翳《かげ》ってきた頃、いつものように哲也さんはギターを出しっぱなしで「じゃ」と言って帰っていった。いつもながら哲也さんの撤退は早い。

ギターをかたづけて、会場をふらふら回ってみた。

岬さんの声が後ろから聞こえた。

「コーラ全部売れたから、帰りましょう！」そう言いながら、最後のひと缶を私に差し出してくれた。

「え！　あんなにあったのに」

「マチコさんと私で頑張ったからね」

「うん……あ、岬さん。ずいぶん値引きした？」

岬さんは、にやっと笑うだけで、答えてはくれなかった。ひょっとして原価割れか……まあ、いいやと私は思った。こんなにうれしそうな哲也さんや岬さんを見たのは初めてだったし。ここでは、みんなが楽しそうにしていた。「こころの病人フェスティバル」だもの。主人公たちが楽しくなくてはね。

たまたま、この場所に集っただけの私たち。ひとりひとりは限りなく遠い。哲也さんと私、哲也さんと岬さん、岬さんと私、私と会場の人たち。それぞれが苦しみや悩みを抱えながら、宇宙に点在する星のように限りなく遠い。それでも、夕方のひかりに満ちたこの場所に居て、お疲れさまと笑っている不思議を憶えておこうと思った。

楽しかったね

「哲也さんの曲のおかげでハーモニーのコーラがフェスティバルでバカ売れした」という話を私が大げさに吹聴《ふいちょう》したためか、「ハーモニーは儲かる」は哲也さんの定番の曲となった（全く、嘘というわけじゃない）。昼休みの音楽活動「M」も参加人数が増え、最終的には「ハーモニーズ」とか「ハーモニクス」という名前で小さなコンサートに参加したりした。

元試食販売員の岬さんは、その後もハーモニーの面倒見のいいお姉さんとして、私たちを元気づけてくれた。しかし、頼りにしていた「魔法の薬」（いまでは依存性が強く危険だとされ、ナルコレプシーなどの一部の疾患にしか使われていない）の効き目は徐々に薄れ、岬さんは主治医に増量を懇願したがかなわなかった。そして、フェスティバルから三年後の冬、彼女は再び鬱の波に飲み込まれ、部屋から出てこられなくなったのだ。

ある日、力を振り絞って私を呼んでくれたにもかかわらず、一緒にクリニックに向かうタクシーの中で頭蓋骨の内側の動脈瘤が破裂した。クリニックに到着し、私が財布の中の小銭を探しているわずかの間に、彼女の身体はフワッと崩れ落ちた。一命はとりとめたが、四肢の運動機能が回復することはなかった。

リハビリ中も車椅子で通所していたが、その後世田谷を離れ、故郷に近い地の施設で療養生活を送っていると聞いている。

哲也さんは作業所での人間関係が難しかったり、電車とバスを乗り継いで世田谷までやってくるのがしんどくなり、地元の作業所に移っていった。辞めてしばらくしたら、お父さんが車で哲也さんのギターを取りに来た。

「ハーモニーは儲かる」は、しばらくの間はイベントでみんなで歌ったりした。時には二番、三番の歌詞がついたりしたが、今では憶えているメンバーはほとんどいなくなり、演奏されることはない。

それでもアコースティックギターでブルースのまねごとをしていると、ハーモニーからバス停にむかう坂道を脇目もふらず帰っていく哲也さんの姿がよみがえってくるのだ。

2　香風荘

「かわいそうな障害者が、心を込めて一つずつ手作りしたものです。どうか買ってください！」

「障害者施設販売会」と銘打たれた役所のバザーで、修三さんがそんな調子で客引きを始めた。

区役所と区民会館を結ぶ長いピロティの下に、一〇台ほどの販売用の長机が並べられている。区民会館の中のホールでは、高齢者の芸能大会のような催しが終日開かれていて、老人会による長唄やフラダンスの発表があった。休憩時間に中庭に出てきた老人会の人たちを相手に、区内の福祉施設が自分たちの作ったものを販売するのだ。

さっきまで、花笠音頭の衣装を身につけた五〇人ほどのおばあさんたちが、私たちの販売ブースの横で賑やかにおしゃべりしながら出待ちをしていた。半世紀近く前に建てられた直線的なモダニズム建築の庁舎に囲まれて、絵葉書とかナイロンたわしとかクッキーを高齢者相手に売るのは、ちょっとシュールな風景かもしれない。

昼休みになると、保健所のデイケア担当だった保健師の木下さんが通りかかって、「あら、根岸さん。元気だった？　何かいいものある？」と声をかけてきた。修三さんは「障害者がこころを込めて手作りで」と繰り返す。木下さんは、その言葉をハイハイと聞き流しながら、メンバーたちが耐水絵具で模様を描いた竹のターナー（料理用ヘラ）を五本も買ってくれた。

修三さんは「おありがとうございます」と丁寧に頭を下げて、さらに「あいーん」と志村けんのモノマネまでサービスして、お客様を送り出すのだった。そして、照れくさそうに笑いながら、煙草を吸いに行ってしまった。


かわいそうな障害者？


「かわいそうな障害者」にはちょっと驚いたが、なるほどね、という気持ちもあった。ハーモニーが開いた一九九〇年代の終わりに会った人たち、哲也さんや岬さん、そして修三さんたちは、最初から自分を「障害者」というカテゴリーに当てはめて考えることは、少なかったように思う。ハーモニーに見知らぬ人が訪ねてくると、メンバーのだれかが私の耳元で「ねえねえ、あの人、患者？」とささやく。自分たちと同じ立場の人は、「病人」とか「患者」という言葉で表すほうが多かった。

精神科にかかっている人たちに、いわゆる障害者手帳が交付されるようになったのはハーモニーが開所した年だ。でも、それを申請して持っている人はまだまだ少なかった。彼らは、精神障害者保健福祉手帳ができるより前から、当然だが病人だった。

当時、「精神障害」という言葉はすでに制度の中で使われていたが、メンバーの中には抵抗感を持つ人もいた。障害者というのは、車椅子を使ったり目の見えない人のことで、自分とは違うのではないかと言う。修三さんもよくそう言った。

当時、精神科に通院している人たちが受けられる福祉的な支援といえば、医療費の減免くらいだったから、障害者と括《くく》られても特によいことはない、と考えるのも当然だと私は思った。積極的にそのラベルを受け入れる理由はなさそうだった。自分の実感にそぐわないラベル、それでも参加している「障害者施設販売会」。そして、お世話になった保健師が来てくれた。そんな状況の中での修三さんなりの自分と周りへの落としどころが「かわいそうな障害者」。そう自分たちを呼んで、笑わせてみせることだったのかもしれない。

もちろん、そう思ったのは私だ。本当のところはわからない。

そういえば、「キチガイ」という言葉を彼はよく使った。新しく入ってくるメンバーに、軽く手をあげて「おたくもあれですか？　キチガイ？　私もキチガイでねぇ。まあ、よろしくお願いしますよ」と笑いながら、自分から声をかけるのだ。そんなふうに相手の懐に入りこんで開き直るのが、修三さんのやり方だった。メンバーたちは、そんな彼に一目置いていた。

彼らの事情

修三さんがやってきたのは、ハーモニーが開所して三年目のことだ。

体調がすぐれず、前にいた作業所が続けられなくなってハーモニーにやってきた。昔、彼と同じデイケアに通っていた進さんが、ハーモニーはのんびりしたところだからいいよ、とスカウトしてきたのだった。しばらくは進さんの赤いスクーターの後ろに乗って通所してきた（進さんについては12章で紹介）。

四〇代の半ばで、がっちりした体形。ちょっとワルを感じさせる雰囲気。ホリの深い顔立ちで、大きな目と硬そうな黒い髪の毛。「若い頃はきっとモテたに違いない」とハーモニーのみんなはウワサした。

前の作業所では喫茶店の仕事をしていた。喫茶の立ち仕事の最中に目の前にチカチカした光が舞い、気を失って倒れることが続いたという。ハーモニーに初めて現れた時も、なぜか額に「冷えピタ」（熱冷まし用の冷却シート）を貼っていた。

「俺ね。昔はキャバレーの仕事をやっていたから、客商売は得意なんだよね」という彼に、「体調が悪い時は、休んでいていいと思いますよ。それにハーモニーにはあんまり仕事はないです」と私は答えた。

修三さんはイヤイヤと目の前で手を振ると、「だってね。前の作業所では喫茶のお客が来ない時に、葉っぱを拭くんだよ」とため息をついた。接客の合間に店内の観葉植物の葉を雑巾で拭くのが仕事の一つで、それが嫌で仕方がないということだった。

「でも、お店の中の植物が埃を被っていたら、清潔感がないってことでお客が嫌がるかもしれないでしょう」という私の言葉をさえぎって、「キャバレーじゃ、葉っぱなんか拭かないよ」と言う。「少なくとも、俺は拭かなかったね」

私は面接の記録紙の「ハーモニーでやりたいこと」の欄に、

〝ハーモニーでは、葉っぱは拭かない〟

と書いて、「じゃ、これで」と修三さんに見せた。

少し芝居臭かったかなと思ったが、彼はニヤッと笑って、「よろしくお願いしますよ」と言ったのだった。

その後、修三さんは週に一、二回、姿を見せてくれるようになったが、何をするでもなく、「調子わりぃ」と言って、ソファーに横になっていることも多かった。

開所五年目ぐらいまでのメンバーの利用の始まりは、こんな感じだった。いろいろな人が突然やってきた。受け入れの条件は、東京都内に住んでいて精神科・心療内科に通院していることだけだ。本人が申告すればそれ以上は問わなかった。

デイケアや作業所を渡り歩いた人もいれば、二〇年以上、家から出なかった人もいた。昼間は役所や図書館のロビーで時間をつぶしていた人もいた。ハーモニーが開所した年に起きた阪神・淡路大震災で被災し上京した人、三宅島の二〇〇〇年の噴火で避難してきた人もいた。それぞれが、それぞれの事情があって集まってきた。

精神科への通院についてもさまざまだった。医療と出会って救われたという人もあれば、入院の時に受けた扱いに納得できない人もいた。自分は病気ではないと訴える人もいれば、自分の意志で服薬をしばらく中断しているという人もいた。

私は、いろいろと質問して彼らの事情を聞き出すのは苦手だった。もともと、人との心理的な距離が近いのは得意ではなかったし、仕事を始めたばかりで何を話していいかわからない、というところもあった。何よりも、この場に長く留まることはないだろうと漠然と思っていたので、彼らの事情に深入りするのが申し訳ないような気持ちだった。ハーモニーが開いてからも、「今やっていることは、自分の本意ではないから、いつ辞めてもいい」という言い訳をどこかで持ち続けていた。

彼らはそれでも、私の事情などお構いなしに、私を相手に話をしてくれた。夕方になってもなかなか帰ってくれなかったが、当時の私は遊びに行きたいところもなく、帰宅してすることもなかったので、あまり困らなかった。だから、私のハーモニーでの時間は半分以上、彼らと話をして過ぎていった。

修三さんのこと

修三さんは、裕福な問屋の六人兄弟の末っ子に生まれた。

幼い頃は不自由のない暮らしだったが、一〇代で生家が倒産する。自暴自棄になった父は酒を浴びるように飲み、修三さんは一升瓶《いっしょうびん》を持って日本酒を買いに行かされたという。それも長く続かなかった。父が倒れ、続いて母が亡くなり、一家はバラバラになる。

家を出てからは、水商売で働いた。苦労もしたが華やかな時代でもあった。接客業の才能もあった。店長に可愛がられ、キャバレーのホールを任され、はたちの頃には生活に困らない金を稼ぐようになっていた。はやりのスーツでおしゃれをしてライブハウスに出かけるのが楽しかった。ビートルズは軟弱だからダメだ。ブルースが大好きだった。経済成長の波に乗って店は繁盛し、二〇代の半ばにはマネージャーとして店を任された。周りには舎弟と呼んでいた若い人たちも集まってくる。このままやっていけると思った。

そんなとき、変調が訪れた。景色がチカチカと眩しく感じるようになり、色彩がぎらついて見え、放っておくと意識を失ってしまう。厨房の業務用の換気扇が回ると、その音にかぶさって意味をなさない声が聞こえてくる。仕事に集中できず、ひどく疲れるようになった。

やがて仕事に行けなくなり、しかたなく店の女性たちのアパートに転がり込んだ。夜の仕事に出かけた彼女たちのために、留守宅で掃除、洗濯、炊事をして、なんとか毎日をしのいだ。本屋に行って料理の本を見ながらやってみると、料理もできないわけではなかった。

しかし、声が聞こえる。知らない男の声だ。「銀座の三越の前に来い」と声が言う。無視しても聞こえ続ける声に根負けして行ってみても、三越前には誰も来ない。精神科に行くことは、頭になかった。

「声」は、無視すればするほど意地悪く、追いかけてくる。やがて、江の島や東尋坊に行って海に飛び込めと誘い始めた。歯を食いしばって耐えた。

このままでは、食べていくことができなくなるのは明らかだった。自分でもできそうな仕事がないかと探してようやく見つけたのが、カラオケボックスの店長だった。借金して自分の店を持った。これならば、人とあまり関わらずに仕事ができる。そんな希望を持ったのもわずかの間だった。

開店して何日も経たない夜のことだった。カラオケボックスから次々に出てくる旧日本軍の兵隊の幻を見た。全身、血まみれの兵隊。勇ましく突撃する兵隊。傷ついた者、息絶えた者。恐ろしくて身動きができなかった。

もう駄目だと悟った。その時になって、ようやく精神科の門を叩く。しかし、少し遅すぎた。仕事に戻る力もなく、高利で借りた開店資金の返済のあてはなかった。取り立てが恐ろしくて、女性たちの部屋にもいられなくなった。ねぐらを失うと、定期的な受診もできない。住み慣れた町を離れ、なんとか名前を隠して飯場で賄いの仕事にありついたが、すぐに倒れて動けなくなった。ホームレスとして施設に入り、通院しながら回復を待つことになった。

修三さんは時間をかけて、こうした話を少しずつ聞かせてくれた。

香風荘のクーラー

出会った頃の修三さんの部屋は、香風荘という名の木造アパートの二階にあった。風呂なし六畳で、トイレと流しがついていた。建物は長いあいだ雨風に晒《さら》され、壁板はところどころ剥《はが》れて、直線であるべき雨どいも大きく湾曲していた。急勾配《こうばい》の鉄製の外階段をのぼっていくと、手すりに浮いた錆《さび》で手のひらが茶色く汚れた。

家主はすでにアパートが朽ちていくことを食い止める気力を失ったかのようだった。台風でレールが破損して、修三さんの部屋の窓が外れた時のこと。家主はレールを修理するのではなく、外れた窓を壊れたレールにガムテープで強引に貼りつけて、「壊れるから触らないように」と言い残して帰ったそうだ。だから、二つの窓のうち一つはいつも閉まったままだった。

彼がやってきた最初の年、私は仕事を早く終えることができた日には、自転車で香風荘に寄り道をして帰った。メンバーに加わったばかりの頃の修三さんは体調がすぐれず、週一回程度しかハーモニーまで来ることができなかった。そこで、帰りに様子を見に来たと言い訳しながらアパートを訪ねては、話をした。それが日課になっていた。元気がなければ頼まれるままに、食べるものや日用品の買い物を手伝った。調子がよさそうな時にはちょっと長居をして話し込んだ。

そんなとき、修三さんは自分の使っていたカップをサッとゆすいで、麦茶を入れてもてなしてくれた。私も当時はヘビースモーカーだった。火をつけては吸い、火をつけては吸い、二人の目の前のアルミの灰皿はあっという間に一杯になった。お店のホステスたちの話、病気のこと、本牧でゴールデンカップスを見て夢中になったことをポツリポツリと話してくれる。

梅雨が明け、夏の光が差しこみ始めた。修三さんの部屋にはクーラーがなく、これからくる暑さを思うと、何かしなければと思った。

ハーモニーが開所する前年、クーラーをめぐって事件があった。生活保護受給中の高齢の女性がクーラー保有を理由に「保護打ち切り」を通告された。女性が仕方なくクーラーを外したところ、暑さのあまり脱水症状で倒れ入院してしまった。その事件が報道され、批判的な論調に押される形で、当時の厚生省は生活保護世帯がクーラーを保有することを認めた。

しかし、もともと生活保護費は生活していくだけで精一杯の額であり、受給中の人がそれを貯めてクーラーを買うことは難しい。前の住民が置いていったか、部屋のオーナーが設置していたかの理由で、賃貸物件の契約時にあらかじめクーラーが設置されている部屋を借りるのが最も現実的な自衛策だった。*

修三さんの部屋には、初めからクーラーがなかった。役所にかけ合って、クーラーのついている部屋に引っ越せないか聞いてみようか、と言うと、「都の施設の職員が探してくれた部屋だから、出ていけないよ」と修三さんは笑った。

飯場で倒れて送られた先の施設職員にお世話になった。恩のあるドクターの診療所に通院した

*その後、エアコン保有に関わる生活保護の在り方は少しだけ変化した。二〇一一年からは、社会福祉協議会から生活福祉資金の貸付を受けてエアコンを購入することを認められるようになり、二〇一八年からは「一時扶助」という臨時的に支給される保護費のうち、「家具什器費(かぐじゅうきひ)」という名目で、新規のエアコン購入費用として上限五万円が支給されることになった。

いと申し出ると世田谷まで同行してくれたし、退所後はどこがいいかと聞かれたので、世田谷がいいと言ったらアパート探しや生活保護の手続きまでやってくれた。その人が探してくれたアパートだ。ちょっとやそっとじゃ出ていけない。そして、くしゃくしゃになった東京都の職員の名刺を財布から取り出して見せてくれた。

私は少し食い下がって、それならば貯金の中からちょっとだけ奮発して、いちばん安い窓用のクーラーを買うのはどうかと聞いてみた。それだったら安価だし、室外機の設置場所などで家主ともめることはなさそうだ。修三さんはそんなことができるのかと、半ばあきれた様子だったが、最後には承諾してくれた。そして二人で、当時、世田谷にも進出し始めた家電量販店に出かけ、窓枠に取りつける窓用クーラーを購入した。

「修三がクーラーを買った」という話は、友人たちの間であっという間に広がった。修三さんには友人が多かった。同年代か少し年下が多く、やはり彼はリーダーだった。

届いたよ、と修三さんから電話があって行ってみると、すでにクーラーは仲間たちの手で壊れていないほうの窓に取り付けられていた。

室外機のない窓用クーラーは真夏の昼の暑さには太刀打ちできなかったが、それでも朝夕は、涼を得られる快適な居場所が出現したのである。仲間たちがさまざまな贈り物を持って現れた。自分の家で使わなくなったテレビやCDラジカセや目覚まし時計、コーヒーカップやフライパン。布団と衣類が散乱する空間だったのに、みるみる部屋らしい体裁になってきた。私は、当時の最年少メンバーだった進さんの家から、テーブル代わりの炬燵《こたつ》を車で運ぶよう頼まれた。修三さんの部屋は、仲間たちのちょっとした秘密基地のようだった。

笑点の前の電話

ある日、修三さんが真ん中からキレイに折れた鍵を持ってきた。鍵が折れたので見てくれという。アパートに行ってみると鍵穴の中に折れた半分が見えた。ハーモニーに出かけようと扉を閉めてカギをかけようとしたら、鍵が折れて、折れた半分が中に残ってしまったらしい。

「不動産屋に電話して、取り替えてもらうといいよ」と言う私を制して、使わないからいいと言う。

話を聞くと、鍵があるから鍵を閉めるんだ。鍵を閉めて持ち歩くから鍵を失くす。だから、壊れてしまえば、鍵を失くす心配がないという。

「なんだか少数民族の古老の教えみたいなことを言うんですね。でも、泥棒に入られると困るでしょう」

「なんも盗られて困るもんないよ」

「ラジカセやコタツは？」

「あれは、進が勝手に持ってきただけ。もともと俺のモノじゃないし。鍵いらないよ」

修三さんは、少し気力が出てきたのか、天気のいい日には、仲間と渋谷まで歩いて行ったり、Jさんのバイクの後ろに乗っかって海に出かけたりした。

相変わらず、煙草を吸ってはゴロゴロしていたが、スタッフの借りてきた志村けんのバカ殿のビデオに、息が止まるのではないかと思うほど笑い転げていた。その頃はまだ元気だった岬さんも、一緒に大笑いしながら「私、修三さんと付き合おうかしら」と爆弾発言をして、私を驚かせた。

日曜日の夕方、テレビで「笑点」が始まる前の時間になると、修三さんはよく電話をくれた。

「しんちゃん、俺、働いた方がいいかな」

「どうして？」

「だって申し訳ないだろ。怠けてる気がするからさぁ」

「そうか。今は体調をもどしたらいいよ。それまでハーモニーに居ればいいよ」

電話を切る直前になると、修三さんは少し声色を変えて、こんなふうに繰り返すのがお決まりだった。

「しんちゃん、いいよね。大丈夫だよね。お願いしますね。お願いしますね。ね」

修三さんの大好きな志村けんのモノマネだった。真剣な話ほど、ふざけた口調になるのが彼の癖だ。いつものように笑いながら「はいはい」と答える。そして「いつか元気になったら、カラオケボックスやってよ。僕、お客で行くから」と続けた。

修三さんは笑って「じゃ、笑点が始まるから」と言って電話を切った。

勝一さん登場

「友達のことなんだけどね。面倒みてほしいんだ」

ハーモニーに来はじめて二年ほど過ぎたある日、修三さんがハーモニーに友達を連れてきた。世田谷に来て初めて通ったデイケアで友達になった勝一さんだった。

連れられてやってきた勝一さんは、修三さんとほぼ同年代。顔色も悪く、ずいぶん痩《や》せていた。おしゃれなピンクのシャツもベージュのチノパンも垢《あか》で汚れていて、ずっと洗濯していないのは明らかだった。

世田谷区内の福祉作業所を経て就労し、ビルの管理や掃除の仕事をしていたと言う。会社には精神科の通院のことは話していない。最初のうちはよかったのだが会社の経営不振で日勤のビル管理の部門がなくなり、警備部門に異動になった。夜勤の仕事が入るようになって、具合が悪くなったそうだ。

精神科の患者にとって、十分な睡眠は毎日を穏やかに生活していくうえで欠くことはできない。毎晩、睡眠薬を飲んで眠らなくてならない人には、断続的に仮眠をとる夜勤の仕事は過酷だった。あっという間に勝一さんは調子を崩し、いろいろなものが自分を襲ってくるという思いから逃れられなくなったという。

「面倒みてやってよ」と言われても、私にはどうしたものだかわからない。事情を説明して、夜勤のない仕事に変えてもらったらどうかと言ってみたが、勝一さんは首を振った。

「姉さんの旦那が調べてくれて、精神病じゃ警備員にはなれないっていうんですよ。だから薬を飲んでいるのがバレちゃクビなんです」

調べてみると、欠格事由というのがあって、当時は、精神病である者は警備員としての仕事ができないというものだった。そういう法律があることを私はその時まで知らなかった。会社も会社だ。望んだ異動でもないのに、ずいぶん理不尽な気がした。修三さんは「また、作業所に来ればいいよ」と言う。勝一さんも復職は諦めたようだった。そしてハーモニーのスタッフルームのソファーに横になるなり、夕暮れになるまで、ひたすら眠り続けた。そのソファーは数年前、修三さんが倒れるように身を横たえたソファーだった。次の日も、修三さんに連れられてやってきて、眠っていた。

それにしても、精神病だという理由だけでひとつの職業につけないというのは、私にはひどいことだと思えた。確かに目の前の勝一さんには、夜勤の仕事は難しそうだった。しかし、病気だから門戸を閉ざすというのは別の問題だ。ハーモニーで出会った人たちを思い出してみるだけでも、人はそれぞれ違う。病名だけで職業選択の自由を制限されるのはおかしい。図書館に行って調べてみると確かにそういう法律や規則があり、多くの資格や職業から精神病の患者は閉め出されていた。私には知らないことが多すぎた。それが悔しかった。

余談だが、その後（一九九九年）総理府の調査により明らかになった六三の欠格条項の見直しが行われ、関連する法律や規則が改正された。警備員については、医師の診断書によって「業務を適正に行える」ことが明らかにできれば就業が可能になった。とはいえ排除される立場の弱い者が、自らが適格であることを証明しなくてはならないのは、やはり変だと思う。

ほどなく勝一さんは仕事を辞め、ハーモニーに来はじめた。働いているあいだ停止していた生活保護も再開され、毎日の生活に困ることはなくなった。朝八時前にアパートを出てバスに乗る。そのまま、香風荘に寄って修三さんを起こしてからハーモニーにやってくる。仕事がなくなったのだからゆっくりしたらいいのにと言ってみたが、勝一さんは極まり悪そうに「アパートのほかの部屋の連中に見張られている気がするんだよ」と言った。「俺の捨てたゴミまで漁って薬袋を見つけて、あいつは薬を飲んでるぞ、キチガイだから仕事に行ってないぞって噂されてる気がするんだ」

それで、勝一さんは企業で働いていた時と同じように朝のバスに乗って出かけ、ハーモニーのあとも夕方のバスの時刻まで修三さんのところで過ごし、帰宅していたのだった。

香風荘は勝一さんの登場でさらに賑やかになった。仲間たちは、鍵がかかっていないのをいいことに修三さんの留守にあがりこみ、脱ぎ散らかした洋服の上で、高校野球を観たり煙草を吸ったりした。修三さんは、いつも五、六人の友達に囲まれていた。二五年もの間、山奥の病院で入院生活を送っていたユキちゃんもそこに加わった。修三さんたちは、その新しいメンバーを電車に乗せて東京中を連れて歩いた。

まだ一人も携帯電話を持っていなかった。でも、誰かの所在がわからない時は、香風荘か近所の喫茶室コロラドに連絡をすればよかった。アパートにたまっていない時は、彼らはコロラドのウェイトレスをデートに誘うのに忙しかった。もちろん、それは成功しなかったが。夜は夜で、窓を開け放したまま騒いで、あまりの騒々しさに警官がやってきたこともあったという。

幾度目かの夏には、階下のおばあさんが亡くなっていた。そういえばアパートを訪ねるといつも乾いた咳の音が聞こえていたのに、ちょっと前から聞こえなくなった気がした。階下でおばあさんが動かなくなったことに誰も気がつかなかった。私が最後に訪ねた時ほんのり異臭を感じたのだが、その後、三、四日で匂いがひどくなったらしい。部屋に入った大家が動転して窓を開け放ったために、香風荘全体が我慢できないほどの臭気に包まれた。「とんだ香る風だ」と顔をしかめ、さすがの修三さんも二週間ほどは勝一さんのところに避難するしかなかった。

香風荘の夏は、人が弱って死んでしまってもおかしくないほど暑かった。

居場所

この時期のことを思うと、今も眼前に広がる風景がある。

本当にあったことなのか、反芻《はんすう》しているうちに私が記憶を作り変えてしまったのか、それとも誰かから聞いて自分もそこにいたと思い込んでいるのか……。今ではは っきりと区別することすら難しい。

何もやることのない昼下がり。ハーモニーの台所でテーブルを囲んで、修三さんと親しいメンバーたちが話している。その様子を私は少し離れた場所から見ている。隣接したクリーニング店のボイラーの熱気と機械音、午後のわずかな時間だけ窓から差し込む光とその光に照らし出されるメンバーたち。

煙草の煙を吐きながら、「なんも、いいことなんてないよな」「作業所の仕事なんかバカバカしいよ」とメンバーたちが口々に話している。「ああ、やめた、やめた！」

その言葉を聞いている私は少し、悲しい気持ちになっている。

たしかにハーモニーは工賃は安いし、お世辞にもきれいな場所ではないし、同じ病気であるというだけで、年代も考え方も大きく異なる他人と一緒に時間を過ごすことを嬉しく思う人はほとんどいないかもしれない。

修三さんはいつものように、歯のない口をモグモグさせながらみんなの話を聞いていた。そして唐突に、だれの言葉を遮《さえぎ》るでもなく、「いちばん、いいよ」「今がいちばんいいよ」と呟いた。そして、「なー、ショウイチ、なー」と親友の勝一さんの顔をのぞき込んだ。

「なははははは」と勝一さんは笑う。

勝一さんの笑顔を見て、安心したように修三さんも笑う。下の歯茎に一本しか残っていない歯を見せて、大きく口を開けて笑う。

修三さんは、相変わらず目がチカチカして意識を失い倒れることが多かった。勝一さんは、ずっと続けていた仕事を失ったばかりだった。テーブルを囲む人たちのほとんどが強い精神薬のせいでふらつき、いつも金がなく、いつも何かに困っていた。それなのに「今がいちばんいい」のはなぜなんだろう。

修三さんの笑顔は勝一さんに伝染し、すぐにそこにいる仲間たちに伝染した。みんな涙を流しながら笑い始めた。私も笑いながら、泣きたくなっている。

彼らと居て、楽しいのか寂しいのか、わからなくなった。

そのころ私は、自分はどうしてここにいるのだろうと考えていた。

彼らと共にいることが日課になってくるにつれて、自分は役に立っているのだろうかということが気にかかり始めた。そして、そんな青臭いことを考えている自分にイライラした。

いつだったか、冗談めかして修三さんにたずねたら、

「ハーモニーのカギをあけて、俺らの居る所を作ってくれてるだけで十分よ。俺ら、それまでは図書館のロビーで時間つぶしてたんだから」と言ってくれた。

私はそれでも確信を持てずにいた。けれど、あの日曜日の夕方、「笑点」が始まる前の電話で、

「今は体調をもどしたらいいよ。それまでハーモニーに居ればいいよ」

そんな一人前のスタッフみたいなことを私に言わせたのは、修三さんだ。

私の仕事をつくってくれたのはむしろ修三さんの方だった。

3　私のいる場所

この章は自死に関わる記述があります。
そのことに心が反応しやすい方は
読み飛ばしていただければ幸いです。

その人は突然、ハーモニーのリサイクルショップの店先に現れた。ベージュのポロシャツと作業ズボン、髭面《ひげづら》で痩せていて五〇代の半ばに見える。なかには入らず、目を凝らして奥を窺《うかが》っていた。どうしましたか、と声をかけたのが最初の出会いだった。

ここで仕事をやらせてもらえると聞いたから来たと言う。よかったら、なかに入って話を聞かせて下さいと誘った。しかし、ポロシャツの彼は、今日は行くところがあるんでと言うと、足早に図書館に向かう坂道を下っていった。

次の日も、彼はやってきた。イライラしているのか、怒ったような口調で話しかけてくる。パートで働いているけれど社員の対応が良くないとか、自分は薬漬けにされているとか、こちらが聞いていているかどうかにはお構いなく、早口で話す。スーパーにパートに行っていること、どこかのクリニックで薬をもらっていることは伝わってきた。昨日、お仕事に興味があるとおっしゃっていましたが、と聞いてみると、そんなことは言っていないよと返ってきた。

精神科の薬のことで困っているようならば区役所の保健師を紹介しましょうかと言ってみたが、事務室に電話番号を調べに行っている間に出て行ってしまった。もう少し話を聞いた方が良かったかな。せっかく話しに来てくれた人なのに冷淡すぎたかな、と後ろめたい気持ちが残り、追いかけていって、いつでも電話下さいと名刺を渡した。名前を聞くと、意外なことにあっさりと教えてくれた。孝雄さんといった。

次の日も、その次の日も孝雄さんは、ハーモニーに現れなかった。ほかに相応しい話し相手を見つけたのならば何よりだと、ホッとした気持ちもあったが、やはり気になった。

それはハーモニーの活動もなんとか回り始めた頃だった。

開所して二年目からは一〇人の定員が一五人に増えた。常勤の職員も三人に増え、健康保険や厚生年金にも事業所として参加することができた。

道路に面した一階部分でやっているリサイクルショップと、地下室の工房での木工製品づくり、それから近所の公園での清掃と、活動の幅も増えてきた。メンバーたちは思い思いの時間にやってきて、自分のやりたい活動に参加した。厨房では毎日、ボランティアの人たちも加わり、みんなで昼食を作った。店先にいろいろな人がやってくるようになった。

道を挟んだお向かいの宮本さんは、毎日顔を出しては店の古着を買ってくれた。宮本さんは何かの慈善活動をしていて、ハーモニーで買った古着をまとめてどこかに送るのだという。売り物の古着には苦労しなかった。朝、出勤するとシャッターの前には「使ってください」というメモ紙を挟んだ紙袋いっぱいの古着が置いてあった。隣のマンションの管理人さんや近くの団地の人たちで、店先はいつも賑やかだった。

孝雄さんとお父さん

数日後、孝雄さんとの再会の時は思ってもみない形でやってきた。

駅の近くの病院のケースワーカーから電話があった。二週間前に脳梗塞で入院した高齢の男性がいるのだが、御子息との意志疎通がうまくいかなくて困っている。病状の説明をしたり、入院手続きのために話をしようにも、落ち着かなくブツブツ言うばかり。少し強く言うと、俺には支援してくれる人がいるから、この人と話をしてくれと「新澤」と書かれた名刺を差し出して消えてしまったという。

その息子というのが、孝雄さんだった。ケースワーカーが慌てて、孝雄さんの関係者を探し始めたのは、父上の容体が悪化したからにちがいない。出会って一週間もたたない私の名刺を出したのはなぜだろう？　私は、その日の仕事を終えると病院に向かった。

そこは、メンバーや知人が何度か救急で運ばれたことがある、駅前の小さな個人病院だった。実のところ、あまりいい印象は持っていなかった。ケガで搬送されたけれど、精神科の薬を飲んでいることがわかると、「うちでは精神科の薬は処方できないから」とメンバーの入院を断られたことがあったのだ。

事務所に灯りがともっていたので、電話をくれたワーカーを訪ねる。予想していた通り父上は感染症を合併していて容体はよくないとのこと。私が孝雄さんとほとんど面識がないことを話すと、落胆したようだった。孝雄さんがハーモニーの利用者で、私が彼のことを知っていると期待していたようだった。

きっと、そのまま帰るほうがよかったのだろう。孝雄さんが初めて私を訪ねてきた時には、もう父上は病院にいたことになる。そのことが気にかかって、ひと目だけでも父上と会ってみたくなったのだ。入院病棟のある二階に上がっていったのは、私の気まぐれとしか言いようがない。仕切りのカーテンもない広い病室に、沢山のベッドが並んでいて、ほとんどの人が体を起こすこともなく、点滴の管に繋がれていた。その中に孝雄さんの父上も横たわっている。

初めて対面した孝雄さんの父上は、孝雄さんに似て骨格がしっかりしていて、大きな手が印象的だった。枯れた倒木を連想した。乾ききってゴロゴロと苦しそうな呼吸を繰り返すその姿に、命の火が消えかかっていることは、私にも直感できた。

病院を出るとすでに日は暮れかかっていたが、私は話した時の記憶を頼りに、孝雄さんの住まいを訪ねてみることにした。

歩いて二〇分ほどのところにその場所はあった。古い都営住宅で、いくつかの窓からカーテン越しに明かりがもれていた。見つけ出した孝雄さんの部屋は一階の端で、ドアの横の摺りガラス越しに中をうかがうと、室内は暗いままだった。鉄の扉に口を開いた郵便受けからは、郵便物が溢れだしていた。

ブザーを押し、ノブを回してみたが、ドアは開かなかった。周りの家々は夕飯時で、換気扇から漂う揚げ物の油や香辛料が入り交じった香りを嗅いでいると、胸が悪くなってくる。彼は何処に行ってしまったのだろう。駅前を少し歩いてみたが孝雄さんには出会えるはずもなく、諦めて病院に戻ることにした。

病院に帰りつくとロビーにすでに人の気配はなく、階段を上る自分の足音の反響が耳障りだった。

病室に入りベッドをのぞき込む。そこで私が目にしたのはすでに呼吸のとまった父上の姿だった。臨終の場面に慣れていなかった私には、亡くなったのが直前なのか、もっと前のことなのかも判断できなかった。慌ててナースステーションに知らせに行き、看護師が動き回っているのを廊下でぼんやり眺めていると、そこに孝雄さんが現れたのだ。最後に彼と会った時と同じベージュのポロシャツ姿で、手に紙おむつの袋を持っている。

「孝雄さん」と私は言葉をかけた。

「ああ、新澤さん」と彼は言った。そのとき初めて、孝雄さんが私の名前を呼ぶのを聞いた気がした。

「お父さんが大変だ」　そう告げるのが精一杯だった。

孝雄さんという人

ベンチに一緒に座ってしばらく待っていたら、部屋に呼ばれ、若い医師から臨終を告げられた。ああ、臨終の告知というのはこんなにあっさりしていたっけ。一瞬、あっけにとられるくらいに、医師の口調は淡白だった。

孝雄さんはそれを静かに聞いていた。本当に静かに。

目の前の事態にこの人はどんなふうに感情を動かされるのだろう、という醒めた気持ちがあったのかもしれない。私は孝雄さんの表情を追っていた。しかしその横顔には、感情を読みとれるような変化も溜息も感じられなかった。

肉親が亡くなるという特別な瞬間に自分が居てもいいのだろうか。私は自分が場違いに思えて、居心地が悪かった。誰か連絡する人はいるのかと聞いてみたが、誰もいないと彼は答えた。それよりも親父を置いておくわけにはいかないから、葬儀屋をお願いしたいと私に向かって言った。

長い夜だった。ロビーにある公衆電話で、区民葬のできる葬儀屋を探した。

葬儀社の社員と病院の駐車場に停めた車の中で話し、孝雄さんの代わりに区役所夜間窓口に死亡届を出しに行った。そして夜更けにコンビニで五個入りのあんパンを買って、二人で分けあって夜を明かした。翌日は病院からのお見送りまでつきあって、遅れて出勤したのだった。

孝雄さんは、数日の間どこに行っていたのか。父上が亡くなる間際に現れたのは、どういういきさつだったのか。今となってはわからない。

後日、葬儀社の中にある小さな部屋で葬儀があった。孝雄さんは、親族は誰もいないと言っていたが、三人ほどの老人が黒い服に身を包んで座っていた。孝雄さんは私の手を握って、ありがとう、と言ってくれた。彼の手は父上に似て、骨ばっていて大きかった。

孝雄さんは再びハーモニーに現れるようになった。相変わらず、一〇分ほど居たかと思うと姿を消すことが多かったが、怒りっぽくはない。そして少しずつ話す。

母を亡くした後、ずっと父上と二人暮らしだったこと。父上は料理人で、自分も料理をやっていたがいろいろあって今はスーパーでお惣菜を作っていること。定期的に通院しているが、今まで福祉的な支援を受けたことがないこと。ヘラブナ釣りやパチンコが好きなこと。

出会った頃には足りなかったピースが、少しずつ、揃ってきたように感じられた。

彼もまた修三さんと同じように、高度経済成長の中で発病の兆しを予感しながら、しゃにむに働き続けることで、社会にしがみついてきた一人のようだった。そして社会の急減速とともに振り落とされて、働く場も心の置きどころも、なくしてしまったのかもしれない。精神病に限らず、病を得ることは、生存競争から振り落とされることを意味した。

落ち着いたらハーモニーのメンバーになっていいか、と彼が言った。彼にとってハーモニーは商店街のさえないリサイクル屋で、そこのメンバーになるということの意味がよくわかっていなかったのかもしれない。そうだとしても、私にはうれしかった。孝雄さんが来てくれるようになったら、料理人だった父上直伝の包丁研ぎを教えてもらおう。ボロ市（世田谷の骨董市）の古道具屋から包丁を買って研ぎなおして、私が削ったまな板とセットで売るのもいいな、と想像してうれしくなった。

私はそこでホッとしてしまったのかもしれない。

約束の日

葬儀からひと月ほどたった。世田谷通り沿いの歩道に植わったツツジが一斉に開花する、眩しい季節だ。

孝雄さんから電話があった。来週、役所の保健師が聞きとり調査に来るのだが、どんな話をすればいいかわからないので同席してくれると助かる。それで家に来てくれないかと言う。父上が亡くなった後に紹介した保健師にも、孝雄さんがヘルパーを派遣してもらう手続きを進めていると聞いていたので、そのための下調べなのだろうと思った。

二一世紀になり、福祉は利用者中心の時代に変わっていくのだという声が聞こえ始めていた。行政が決定した内容の介護や訓練を、社会福祉法人が行う従来のやりかたは終わる。これからは利用者と事業者が契約して福祉サービスを受ける時代だ、と福祉の専門雑誌は特集を組んでいた。しかし、新しくできた「支援費」という制度には「精神障害」は加わってはおらず、私のいる場所からは、遠いところの出来事のようだった。

ただ、自治体独自の取り組みは始まっていた。世田谷区でも、家庭奉仕員という名の公務員へルパーが、掃除や洗濯、調理を手伝ってくれる制度が動き始めていた。

孝雄さんの電話に、「ヘルパーさんに手伝ってもらえるといいですね。ハーモニーのメンバーになる相談もあるし、うかがいますよ」と答えた。

約束の日はよく晴れた月曜だった。

朝一〇時に一緒に行くはずだった保健師から、急用ができたので今日は行けないと連絡があった。そのことを伝えに、私は一人で孝雄さんの住まいに向かった。

ここに来るのは二度目だ。父上が亡くなった晩に孝雄さんを探して訪ねた時には夜だった。日を改めて来てみると、あのとき、感じたようなよそよそしい印象は薄れていて、目の前にあるのはごく普通の古い公団住宅に過ぎない。前回はポストからはみ出して通路まで溢れだしていた郵便物もなかった。

私は深く考えることなく、ブザーを鳴らし、こんにちはと声をかけた。

応答がないのでノブを回す。施錠がされていない。

あっけなかった。ドアを開くと視界に入ってきたのは、玄関先に倒れた人の姿と血の色だった。仰向けになっていたのは確かに孝雄さんだった。その体に命が宿っていないことは疑う余地はなかった。私はゆっくりとドアを閉めて一一〇番した。


数分のうちにあたりの様子は騒然としたものに変わる。

パトカーと救急車と消防車がやってくる。警察が室内を調べている間、私は外の道の縁石に座り、携帯電話で関係者に連絡を取りながら待ち続けた。

警官が何度もやってきては、同じようなことを尋ねた。

何人かの女性の名前を出して、知っているかと言うのだ。部屋から見つかったメモ書きのなかに出てくる名前だと教えられたが、もちろん、心当たりはなかった。保健所の担当部署に電話をし、警察と話をしてもらう。事件性はないよ、あれは遺書だなと独り言のように呟き、大丈夫、帰っていいですよと警官は言った。

予想外のことに動転していたが、私は悲しくもあり、怒ってもいた。

私は警察によって閉ざされた玄関ドアの向こうに横たわっている孝雄さんに、何か言ってやりたくなった。でも何を言ったらよいか、本当のところはわからなかった。

めぐりあわせ

この話はここで終わりだ。孝雄さんと私のその後は何もない。

そのあと数年間は、仕事中に急に息苦しくなって外に走り出て激しく呼吸をしたり、向こう側に誰かが倒れているかもしれないと自宅のトイレの扉を開けられなくなったりしたが、それも時間とともに消えていった。

その後も、玄関の扉を開くとそこで亡くなっている人に遭遇する機会は何度もあった。私はそのたびに強くなったりはしなかった。経験し予想ができるからこそ、最悪のことを想定して臆病になった。何かに遭遇するたびに、人の心にはいつしか折り皺《しわ》のような癖がついてしまうものだ。

扉の前で引き返してしまうことができればと思うが、相変わらず誰かの生き死にや困りごとに巻き込まれ続けている。自分からそんな状況を呼び寄せたわけでもないし、相手だって私をめがけて人生の一大事を持ち込むわけでもあるまい。めぐりあわせだと思うようにしている。

自分のいる場所は、きっとそういうところなのだ。

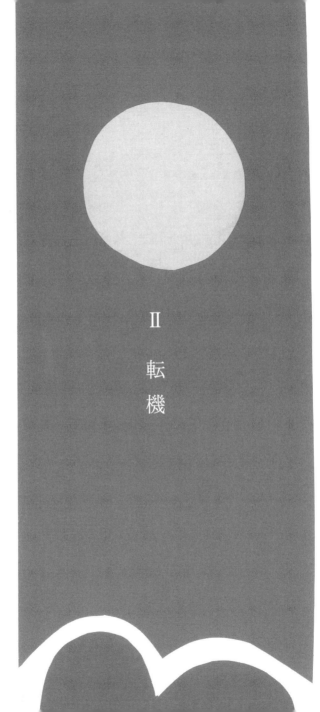

II 転機

4　幻聴妄想かるた

「幻聴妄想かるた」は、ハーモニーのメンバーとスタッフ、それから応援してくれる多くの人たちが制作に携わっている、五〇音のかるただ。

作業所では、自分たちが企画して独自に作っている商品のことを自主製品というが、かるたはハーモニーの売れ筋の自主製品ということになる。このかるたによって、世田谷の小さな施設であるハーモニーは、多くの人たちに知られるようになった。現在まで三回ほど商品化され、*そのうち最初の『幻聴妄想かるた』と、三つめの『超・幻聴妄想かるた』は現在も販売中である。

私とハーモニーとの関わりを語るとき、かるたのことを触れないわけにはいかない。沢山の出会いや楽しさ、そして心残りの詰まった懐かしい日々のことを、ここでも少し書き残しておきたい。

*『幻聴妄想かるた』ハーモニー（就労継続支援B型事業所）編著、医学書院、二〇一一年
『新・幻聴妄想かるた』新澤克憲他編、特定非営利活動法人やっとこ、二〇一四年
『超・幻聴妄想かるた』新澤克憲＋ハーモニー著、特定非営利活動法人やっとこ、二〇一八年

弦巻の坂の上で

ハーモニーが開所して一〇年ほどは、毎日が淡々と過ぎていった。

当時は、東京都と世田谷区の補助金が作業所の収入のすべてで、スタッフの人件費を抑えて、なんとか運営していける程度だった。それでも、全国的な水準から言えば世田谷区は恵まれていて、施設の賃貸料の助成のほかにメンバーの昼食費の補助もあった。しばらくの間は施設スタッフの住むアパートの家賃補助もあったほどだ。

朝、定時に行ってシャッターを開け、メンバーや他のスタッフを迎える。リサイクルの店をメンバーと一緒に準備し、午前中は地下の工房に降りて木を切って椅子やキャビネットを作ったり、時には厨房で一〇食程度の昼ご飯を作ったりする。音楽好きなメンバーがいれば、午後には一緒にギターを弾いたり、歌ったりした。

三年目あたりからはスタッフも定着して、ひと回り年下のスタッフが、リサイクル品の仕分けや車の送迎やらを一手に引き受けてくれた。毎日の昼食もスタッフが順番に作った。私はその時々のメンバーたちの調子を見極めながら、モノづくりをしたり、昼ご飯を作ったり、小さなコンサートを開いたりしていた。特に急ぐ必要はなかった。相変わらず、いつ果てることなくメンバーたちとしゃべっていた。

彼が退職した後は、カフェをやっていた区内の作業所を退職した二人のスタッフが参加した。彼女たちの個性にも助けられ、ハーモニーの活動の幅が広がっていった。

私はといえば、なんとか仕事を続けていた。アパートを借りて生活することができたのはハーモニーの給料のおかげだったし、小さな自家用車まで買ったのは上出来だった。他のスタッフたちが帰宅した後も、深夜まで明日の作業の準備や事務仕事をして、そのまま車に乗って海を見に行ったりした。海岸沿いのパーキングで仮眠して、翌朝の仕事に間に合うように帰ってくるのは楽しかった。

結婚し、朝までブラブラすることはなくなったが、少し広い部屋に越して、四四歳の時に男の子が生まれた。メンバーたちは新生児室まで子どもを見に来てくれた。

不思議だった。大学を離れて以降、一人暮らしがながく、どこにいくのも一人だった。それが四〇歳を過ぎて、いつの間にか家族がいて、ハーモニーに行くと冗談を言って笑いあう人たちがいた。

そんなふうに、私たちが片隅の場所を維持している間にも、世界は動いていた。

開所直前の一月には、阪神・淡路大震災が発生した。続いて三月には地下鉄サリン事件が起きた。生まれてから経験したことのないような自然災害や、信じがたい動機による無差別な殺人が私たちの前に姿を現した。

一九九〇年代初めのバブル経済崩壊に続いてやってきた不況の波は、不安定な立場で就労していた人たちを追い詰めた。九〇年代後半の自殺者の著しい増加には、息をのむ思いがした。毎年、過去最悪の失業率と言われ続け、二〇〇〇年代に入ってもしばらくは五％以上の失業率が続いていた。

ハーモニーにやってくる人たちの中にも、不況の影響を受けた人は多かった。会社の債務の整理に追われ鬱《うつ》を発症した人、正規社員が大幅に減らされ、パートばかりの職場で社員並みの残業を強いられた人、事業が整理され配置転換で慣れないことを続け再発した人など、不況の波の中で余裕を失った人が増えていた。香風荘の修三さんが連れてきた友人の勝一さんもそんな一人だった。

勝一さんのこと

有名私立大学を出て、UCLAに留学歴のあるエリート・サラリーマンだった勝一さんは、大手の旅行代理店で営業職として働いていた。景気のいい頃には、「一日に何回も観光バス一杯の農協さんを外国に送り出した」というのが口癖だった。朝から晩まで働いたが、全く疲れなかった。休みの日にはドライブやテニスを楽しんだ。

ピンクのボタンダウンシャツがトレードマークで細やかな気遣いができる彼は、女性にも人気があった。友人の紹介で二〇代半ばに結婚し、子どもも生まれた。

順風満帆、傍目にも幸せな毎日だった。三〇代の半ばをすぎた頃、恋をした。取引先の銀行に笑顔が眩しい小柄な行員がいた。何かと理由をつけて、彼女が窓口業務をしている時間に銀行に行くようになった。といってもしつこいのは嫌われるので、あくまでも窓口でひとことふたこと言葉を交わすだけだ。彼女は、ちょっとした冗談にもよく笑ってくれた。それだけで気持ちが明るくなった。それだけでよかった。

団体旅行の勧誘に町工場を訪問していた時のことだ。所内放送の音楽に混じって、銀行の彼女の声が聞こえてきた。勝一さんの名前を呼んで、窓口までおいでくださいというのだ。「だめだよ。こんなところで声をかけたら、みんなに聞こえちゃうじゃないか」と慌てた。営業も大急ぎで切り上げて、銀行に向かった。「待たせたね！」しかし、窓口の彼女は不思議そうな表情で、カウンターの奥に消えていった。彼女に何も話しかけることができないまま、銀行を後にした。勝一さんは、幻聴という言葉を知らなかった。

そんなことが重なり、一日に何回も窓口を訪ねてくる勝一さんを不審に感じたのだろう、銀行も窓口業務から彼女を外した。会えなくなると募るのが恋心だ。窓口でトラブルを起こす。彼女に会えない寂しさから深酒を繰り返し、仕事を休むようになる。その後も彼女の声で「結婚しましょう。奥さんと別れてください！」と聞こえてくる。それで離婚を決意する。換気扇の向こうの「仕事辞めろ」という男の声に導かれて、長く務めた旅行代理店の仕事を辞めた。マンションの権利も退職金もみんな妻に渡した。もちろん、銀行の彼女は二度と勝一さんの前には現れなかった。

家族に促されて受診し、入院になった。病名を精神分裂病（現在の統合失調症）と知らされた。長い入院と援護施設での生活訓練を経て、再び町で暮らし始めたのは四〇歳も過ぎた頃、生活保護からの再出発だった。区の保健所のデイケアや作業所を経て、ハローワークで見つけたビル管理の仕事についた。職員寮の掃除やごみ捨てなどの仕事だ。半年後にはチームのリーダーになった。最初の入院以来、頼らざるを得なかった生活保護も必要なくなり、障害者年金と働いた収入で生活できるようになった。

それなのに、夜勤のある部署への配置転換があり、一気に調子を崩してしまったのだ。それで、友人の修三さんの紹介でハーモニーにやってきた。

病気を隠して働く苦労から解放されたのか、勝一さんは日に日に元気を取り戻した。はじめこそソファーで横になっていることが多かったが、ほどなくリサイクルショップの店番をやったり、木工作業に挑戦するようになった。ハーモニーに来ていない時には、いつも修三さんや仲間と一緒にいた。週末には渋谷までテレビの公開放送を見にいくと教えてくれた。

新しい法律とホームヘルプ事業

一九九〇年代の中ごろから、精神科にかかっている人たちをめぐる福祉の状況も少しずつ変わっていった。障害者基本法で、それまで医療の対象とされていた人たちが、福祉施策のうえで初めて「障害者」として位置づけられたのだ。ハーモニーを開所した一九九五年の精神保健福祉法により、精神障害者にも障害者手帳が交付されることになる。

一九九七年の介護保険法制定に始まり、その後、福祉基礎構造改革と言われる一連の波がやってくる。従来の公的な福祉のあり方から、福祉をサービスと位置づけ、サービス提供者と利用者という対等な関係と捉えなおすというのだ。

正直なところ、私はこの目まぐるしい変化についていけなかった。対等というのだから、それは良いことなのだろう。その昔、公務員として働いていた頃には、重度の身体障害の人たちは成人して何年も経たないうちに、地方の施設への入所の話が出たものだ。入所施設が生まれ育った町にもあればいいのに。いや、在宅で使えるヘルパーの制度がもっと充実していれば、在宅での生活が続けられたのに、と悔しかった。利用できる制度がもっと増えて、本人がそれを自由に選べるのならばそれがいい。

ハーモニーが開所して一〇年目の二〇〇五年のことだ。新しい法律（障害者自立支援法）が制定された。今まで福祉の恩恵にあずからなかった精神障害者も、身体障害や知的障害と同様な支援が受けられるようになった。先輩の同業者の中には喜ぶ人もいたが、本当のところ何が変わるのか、私にはまだピンとこなかったのだ。

新しい法律が施行されたことをきっかけに、私たちもハーモニーのほかにもう一つ事業を始めることにした。障害を持った当事者のお宅に介助者が訪問して、掃除や炊事、洗濯などの家事の手伝いをする「ホームヘルプ」（居宅介護事業）。登録ヘルパーを募って、ハーモニーのメンバーや地域の精神障害の人たちの自宅に行き、家事の支援などをするのだ。

ハーモニーの場合、メンバーの半数が単身者で、食事もコンビニのお弁当ばかりという人が多かった。それに部屋が片付かなかったり、ゴミの分別が苦手だったり、日常のつまずきがキッカケで調子を崩す人もいた。そんな時にはメンバーのお宅に行って、家事の手伝いのようなことをするのが、ハーモニーのスタッフの仕事になっていた。そういうことは通所施設の仕事ではない、と考える同業者もいたけれど、ちょっとした応援をすることでハーモニーに来ることが容易になるならば、それも支援のひとつとしても良いと私たちは思っていた。そういう下地があったので、新法を利用して自分たちでヘルパー派遣の事業をやってみようと考えたのだ。

そこで二〇〇六年に運営委員の協力でNPO法人を立ち上げ、ホームヘルプ事業の本拠もハーモニーと同じビル内に定めた。私たちのNPO法人の名称は、スタッフの発案で「やっとこ」。ホームヘルプ事業の名称は「やっとこさっとこ」とした。「やっとこ」というのは、当時の木工作業室に転がっていたペンチのような形をした工具のこと。この言葉が持っているリズムに、「すべてが順調とはいかないけれど、お互い苦労して何とかやっていきましょうか」というゆるいメッセージを感じてもらえたのか、評判もよかった。

修三さんの部屋にも、それまでお世話になった世田谷区のヘルパーに代わって、近くのコインランドリーに袋いっぱいの洗濯物を持って急ぐ「やっとこさっとこ」のヘルパーの姿があった。

新しい場所で

ヘルパー事業を始めたものの、もう一つの事業であるハーモニーの方は、新しい法律の前で足踏みをしていた。行政は、新しい法律が成立した以上、今まで通り作業所としての補助金を出すのは難しいという。ハーモニーの存続のためには、法律で決まった施設に移行させる必要があった。

近隣を見まわすと、区内の他の作業所が選択したのは、就労継続支援Ｂ型だった。「一般の職場での就労は難しい利用者が継続して通い、工賃の発生する生産活動やそのほかの必要な活動を行う」ことができる就労継続Ｂ型は、確かに、これまで作業所が行ってきた活動内容に最も近い。そうであっても、自分たちがやってきたことは、法律のいう「就労継続支援」とか「就労移行支援」などの事業に合っているようには感じられなかった。ハーモニーらしさを残しつつ、新法に適合する就労継続支援Ｂ型になることはできるだろうか。正直なところ自信がなかった。

一番のハードルが工賃だった。就労継続支援Ｂ型になるためには、月に一人当たり三〇〇〇円以上の工賃を渡す必要があったが、ハーモニーの工賃はその半額程度だった。作業に携わっている人が半分しかいなかったので、平均を算出すると少ない額になってしまうのだ。

大家のビル売却に伴い、世田谷線の上町《かみまち》駅前に移転したのは二〇〇七年春だった。道に面した壁がミラー張りの目立つ雑居ビル。その二階フロアを借りることができた。近隣には年末年始に市の立つ「ぼろ市通り」や、招き猫で有名な豪徳寺、代官屋敷があり、歴史を感じさせる地域だ。

借りたフロアはもともと、駅前の好立地を生かした回転寿司の店舗だったそうだ。これも平成不況のあおりで店仕舞いし、その後はフロアを二つに分けて、ジンギスカン店とバーが店を構えていた。ついにその二店舗も撤退せざるを得なかったのだろう。

経済の悪化がハーモニーの移転を可能にしたのは皮肉なことだった。我々は改装せずに、以前の店舗の内装のまま使うことにした。気に入ったのは厨房設備だった。お昼ご飯作りのボランティアの人たちも、業務用の火力の強いバーナーを気に入ってくれたし、スポットライトに照らされたバーカウンターでの昼食も楽しかった。内装材が真っ黒な福祉施設など、なかなかお目にかかれない。

リサイクルショップの運営は、二階のため不利になったが何とか続けられそうだ。しかし作業スペースがなくなり、木工ができなくなる。これからの活動をどうしようか。自分たちだからこそ持ち得る価値を見つけ、それを活動につなげることはできないか。持ち味を失わないような生産活動ができれば、自分たちなりの施設が生まれるかもしれない。もしそれが見つからなければ、自主的なグループとしてハーモニーの継続を考えよう。私たちはそんなふうに考え始めていた。

メンバーのミーティングを始める

上町駅前に移転してから、週に一回一時間、みんなで集まってミーティングをすることにした。

修三さんや勝一さんも、形式ばったのは苦手だから早く終わるのならばいいよ、気が向いたら来るよと言ってくれた。といっても、私も週一回、必ず時間をとることは難しく、集団精神療法士の藤田貴士さんの力を借りることにした。藤田さんは、少し前まで同じ区内の作業所職員をしていて、私にとって旧知の仲間のような存在だった。アドラー心理学や認知行動療法に関心が深く、二人とも北海道の「べてるの家」で展開されていた「当事者研究」に関心を持っていた。そこで、ひとりひとりの生活の中での大変さを「苦労」と捉え、語り合ってみることから始めようとメンバーたちに提案したのだ。

水曜日の午後一時から、一時間程度。場所は、元はバーだった休憩スペースを使った。五、六人のメンバーがソファーに座り、ホワイトボードの前に藤田さんとスタッフ。食事が終わると、修三さんに勝一さん、目の不自由なマチコさんもやってきた。

毎日、同じ場所に通っていても、メンバー同士が語り合う機会は多くない。こうして一堂に会してみても、やはり最初はぎこちなかった。藤田さんはメンバーと一緒に昼食をとったり、公園清掃に参加して、ハーモニーの活動に溶け込んでいってくれた。

若松組と愛の予防戦隊

「みんな、あいつらの仕業なんだ」　ある日、勝一さんが溜息をついていた。

少し元気が戻ってきていたかのようにみえた勝一さんだったが、ハーモニーが上町の駅前に移転した頃には、再び、調子を崩し始めていた。最初の兆しは、目に見えて太ってきたことだ。ふらつくようになり、自転車に乗っていて転ぶこともあった。どうしたのかと心配する藤田さんや私に、少しずつ話してくれた。

「実は、ずいぶん前から悪い連中に地面を揺らされているんだ。最初は、こんなにひどくはなかった。昔つきあった銀行員の女にやられてる。その女の指図で、俺のことをつけ狙っている組織があってね。若松組っていうんだよ。はじまりは一九歳の八月ごろ。道に止めていた俺のカローラをパンクさせたり、仕事を辞めさせようとして換気扇から話しかけてくるんだ」

藤田さんと私は、身体を乗り出して勝一さんにたずねた。

「組って言うくらいだから、沢山いるの？」

「沢山いるよ。もう数えられないくらい」

「町で会ったら、若松組だとわかる？」

「いや、それがね。姿は見たことないよ。でも、いるのは確かだよ。奴らは巧妙でね。大家の孫を使って、俺のことを監視してるんだよ。それで、できるだけ家に帰らないようにしていたら、奴らは最近、俺の行く所行く所、地面を揺らすんですよ」

勝一さんは〝ぐあんぐあん〟と言いながら前後に大きく体を揺すった。自転車に乗れなくなったのも、地面が揺れてまっすぐ走れないからだ。藤田さんはこの話を水曜日のミーティングの場でみんなにしてくれないかと勝一さんに提案した。迷う様子もなく彼は、「いいよ～」と答えたのだ。


「それでは、愛の予防戦隊を始めます」

勝一さんの掛け声でミーティングは始まる。

勝一さんには、どこか育ちの良いノンビリした長男坊の雰囲気があった。何事にも鷹揚《おうよう》に構えていて、声を荒げたり、人を非難したりする場面はほとんど見なかった。他のメンバーからも人望があり、藤田さんは水曜日のミーティングのリーダーとして、勝一さんを考えていたようだ。

ミーティングの名前は勝一さんが「愛の予防戦隊」と名づけた。その不思議な名前に、みんなは首をかしげたが、勝一さんの説明は「えーと、みんな戦うんだけどな……」としどろもどろだ。しばらくは「どうしてその名前なの？」と聞かれ続けたが、説明をどれだけ聞いてもわからないので、そのうち問いただす者もいなくなった。

それでも、いつのまにか勝一さんは隊長と呼ばれるようになっていた。

その後、藤田さんが、病気と戦うのはあまりいい結果をもたらさないのではないかと提案し、ミーティングの名前は「愛の予防組織隊」に変わったが、これもまた、よくわからなかった。数年後、当時最高齢だったマチコさんが言いやすいという理由で「愛の予防センター」となり、今では「愛のミーティング」と呼ばれている。なぜ愛という文字が残っているかは謎だ。

自分のことを話してみる

そして、ある日の「愛の予防戦隊」でのことだ。参加メンバーの近況報告に続いて、勝一さんと若松組が話題に取り上げられた。藤田さんの口から謎の組織の概要と地面が揺れる話がされた後、参加者はそれぞれに感想を語った。勝一さんを傷つけないようにという配慮か、静かな声で男性メンバーが口を開いた。

「勝一さん、それは、幻覚や妄想ってことはないかなあ」

「若松組はいるよ」　勝一さんはきっぱりと答えた。

「もしかすると霊的なものかもしれないよ」と進さんが言う。進さんはお札やお守りで自分を守っているらしい。

「私も地面を揺らされていたことがあるよ」と視力に障害のあるマチコさんが口をはさむ。そんな時は介助者の腕につかまるといいと言う。

話題から逸れて、ジミーさんが自分の体験談を話し始める。

「私も昔、ラジオから聞こえる音に指示されていたことがあった。朝から晩までラジオから聞こえる曲で泣いたり笑ったりさせられたんだ。それも若松組だったかもしれないね」

勝一さんは、メンバーたちが何か話すたびに、おおーと大きく頷《うなず》き、愉快そうに笑った。そして、若松組とのやりとりを少しずつ話してくれた。

「若松組は姿は見えないけれど、確かに存在していて、四六時中、つきまとわれる」

「冷蔵庫の中や換気扇の向こうにも存在を感じることがあるよ」

「最近は地面を揺らされるのがいちばんつらい」

「パトカーや派出署の警官に助けを求めると、若松組を半分ぐらい逮捕してくれる」

勝一さんは一気に話し終えると、ホッとしたように大きなあくびをして、立ち上がって行ってしまった。

「煙草吸いに行っちゃうんですか、待ってくださいよ～」 司会役の藤田さんの声も聞こえないようだ。残されたメンバーは、喫煙所に消えていった勝一さんの後ろ姿を笑いながら優しい目で見ていた。

ジミーさんが「いろいろ大変だけど、勝《しょう》ちゃんもがんばってるよ！」と大声をあげた。それから毎週水曜日の「愛の予防戦隊」では、若松組の今週の動向について語るのが勝一さんの日課になった。

ジミーさんも弦巻の頃からのメンバーで、音楽マニアだ。

「僕の頭の中に誰かが機械を備えつけた。その機械が僕の考えていることを外に向かって発信しているから、プライバシーはいつも侵害されている。機械のせいで、僕が女性のことを考えただけでそれが筒抜けになって、知らない人までが僕を笑ったりする」と言って怒っている。調子のいい時は快活で、ハーモニーの休憩室のオーディオでソウルミュージックやジャズを大きな音で流しながら、友人たちと談笑することもある。

「機械を通じて外にもれた自分の情報がラジオで放送されたりしている。悔しくて悲しいよ」という時もあれば、「ビルボード誌のトップチャートにランクインする大ヒット曲だって本当は僕が作ったんだ。すごいだろう」と自慢する日もあった。

そのうちに水曜日のミーティングに参加するメンバーが少しずつ増え始めた。

勝一さんの若松組の話がキッカケになったのだろうか、それぞれが自分の胸のうちに秘めていた不可解な体験を語り始めた。

家族が鳥になって見えたのは二〇年以上も入院していたユキちゃん。ジミーさんの頭の中の機械。進さんが苦しめられている金縛り。クミコさんは弟を犬にしてしまったことがある。そして、修三さんが体験した、失踪を促す声。

藤田さんが巧みにメンバーたちの言葉を引き出し、ホワイトボードに書き出していった。ミーティングは笑いが絶えなかった。それまで心に留めていた体験を少しずつ話してみることで、彼らの中の何かが変わってきたようだった。あるメンバーにとって語りは自己紹介であり、別のメンバーにとっては若き日を懐かしむ失敗談であったり、笑い話であったりした。そして、時には病気によって失われた若き日々の後悔と心残りだったりした。もちろん何も語らず、その場に留まるだけでも大丈夫だ。

リーマンショックとハーモニー

二〇〇八年。秋葉原の交差点に車が突っ込み、多くの命が奪われたり、傷つけられたりした。大きな殺傷事件が起きると、必ずと言っていいほど加害者の「精神鑑定」が話題にのぼり、そのことに気持ちが沈んだ。人は理解のできない行動に出会うとき、「病気」のラベルを貼れば安心できるのだろうか。ふだんは「精神病」と診断を受けた人たちが社会で感じている生きづらさなどを気にかけたりしないのに。

この年、のちにリーマンショックと言われる世界規模の経済危機が始まる。二〇〇〇年代に入り景気は回復したと言われていたが、私の周りの人たちの生活は相変わらず低空飛行で、いっこうに良くなる兆しはなかった。福祉の現場のことなど忘れられたようで、気にかける人はいないように思えた。

ハーモニーのメンバーの半数は生活保護を受けていて、スタッフの生活も単身生活のメンバーたちと同じようなものだったから、いまさら景気が上がったの下がったのといわれても大差はない。そう高を括《くく》っていたかもしれない。だが、この見通しは甘かった。

数年すると、ちょっと大変だぞと思い始めた。長引く景気の低迷で、非正規雇用や低収入の人たちが増え、それまでセーフティーネットだった「社会保障制度」や「労働保険制度」が機能しなくなった。その結果、仕事を失うと一気に生活に困窮し、生活保護で命を繋ぐ人たちが増加した。生活に困窮するのは、もはや障害や疾病のある人だけではなくなっていた。世の中から忘れられた最果ての地を気取っていても、まぎれもなくハーモニーも世界の一部だった。リサイクルショップは売れなくなり、内職仕事は減っていった。

二〇〇八年の私たちは、目の前のことに精一杯だった。ハーモニーのスタッフは新しい法律を前に、作業所の将来を決めかねていた。区内の他の作業所は次々と新法で決められた施設に移行していき、ハーモニーのメンバーもそんな雰囲気を知ることとなった。「友達の行っている作業所では、来年からは週三日来ないといけないらしい」とか「〇〇では、居場所として作業所を使っている人に、他の施設に移るようお願いしている」とメンバーたちが噂し始めた。「ハーモニーはどうなるの？」と心配そうにやってくる人も増えてきた。

このままのノンビリした活動を壊すことなく、新しい法律の中でハーモニーを継続していくためにはどうすればいいのか。スタッフで話し合いを重ねたが、なかなか答えは出なかった。たどり着いたのは、「とりあえず、場を残すために支援法の施設に移行する」ということだった。

結局、私がメンバーにたずねたのは、大ざっぱにいえばこんなことだった。「障害者自立支援法という新しい法律が施行されます。その中の就労継続支援B型事業所になるとしたら、ハーモニーの工賃をあげるような仕事をする必要があります。そのために何かアイデアはありますか？」

突然、そんなことを聞かれてもメンバーとしても当惑するばかりだっただろう。ハーモニーに集まってきたのは、他の施設で作業（仕事）に馴染めなかった人たちや、作業所というところに通ったことのない人たちだった。作業的な活動はしてもしなくてもいいというのが、そもそもの約束だった。それを、これから作業をやりますから何がいいですかとたずねられても、困惑するのは当然だ。

ジミーさんが「それじゃ、リサイクルショップの宣伝のために、ビルの外壁に派手なサインボードをつけて点滅させたらどうだろう」と言ってくれた。「僕は近視で目がよく見えないから店番はできないし、期待しないでよね」と付け加えるのも忘れなかった。

それまでは、ハーモニーを開けておいてくれるだけでいいよという人たちが多かったが、何かやってみようという人たちがいたのは少々意外だった。

何かやってみよう

水曜日の午後のミーティングでもメンバーの意見を聞いてみようか、と藤田さんと相談した。藤田さんは集団精神療法士としての経験をいかして、当初からハーモニーのセッションの中でサイコドラマを取りいれることを考えていたようだった。加えて私たちは「当事者研究」で行われている、自らの実感に基づく「自己病名」をつける活動に関心があった。そういうわけで、藤田さんがメンバーに提案していたのは、それぞれの「苦労話」を劇仕立てにしてみることだった。

その流れもあったのか、メンバーの誰かが「みんなの病気の話を劇にして、老人ホームで見てもらうのはどうかな。そうしたら観劇料がもらえるかも」と言いはじめた。それで工賃をアップしたら、いいんじゃないか、と。

高齢者に「幻聴」の劇を観てもらうという荒唐無稽なアイデアに吹き出しそうになりつつ、「どうして、高齢者なの？」と聞いてみた。ここでもジミーさんが自信ありげに「若者はお金持ってないからね」と答えたのだった。とりあえず「ハーモニー幻聴妄想劇団」をやってみよう。

演劇への道は平坦ではなかった。エピソードを紙に書いたことまでは憶えている。メンバーが試しに一つずつ読み上げていったのだが、どうにも自分たちがそれを披露することは出来そうもなかった。そもそもセリフを憶えることが難しいうえに、人前でやるのも抵抗があった。今さら言うのはおかしいが、メンバーたちは人見知りだった。「えー！　こんな恥ずかしいことできないよ〜」と声が上がった。「ハーモニー幻聴妄想劇団」はあっという間に暗礁に乗り上げたのだ。それでも二回くらいは、セリフの読み合わせはしたかもしれない。

結果からいえば、それでもよかった。幻聴や妄想のエピソードを書いた沢山の短冊状の紙をテーブルに並べてみているうちに、誰かが、「これって、かるたみたいだね」と気がついた。

「はやくつかまってほしい若松組」

「脳の中に機械がうめこまれ　しっちゃかめっちゃかだ」

「理由もなくやってくる金属音キーン」

確かにどれも、かるたの読み札のようにも思える。

試しに絵を描いてみようかと、四等分したＡ４のコピー用紙とＨＢの鉛筆を用意して、みんなで絵を描き始めた。

このとき描いた絵がとてもおもしろかったのだ。「幻聴妄想かるた」の始まりだ。

5　幻聴妄想かるた　その二

藤田さんがメンバーの言葉をもとに読み札を書いた。五〇音全部にユーモアたっぷりの言葉をあてはめていってくれたのだ。その読み札に合う絵をメンバーやゲストが描く。スタッフは活動の合間に「これから、かるたの絵を描くから集まってください」と声をかけて回る。そして、一枚の読み札に多い時には一〇人程度が机を囲んで絵を描く。使うのは相変わらずコピー用紙と鉛筆だ。

みんなで書く

何人もが同時に描くのが面白い効果を生み出した。それぞれに読み札が表現している世界を想像しながら絵を描くので、若松組の札ならば一〇の異なった若松組が描かれることになる。勝一さんは、メンバーたちが描いた一枚一枚を「おお、おお」と頷きながらゆっくり眺めた。

若松組は、ある絵では極道風であり、別のでは四足の怪獣。また別のでは地面を揺らす大勢の小人であったりする。勝一さんは、その中の一枚に描かれた若松組の持つ幟《のぼり》を見つめて「奴らはこんなの持ってるんだなあ」と感心していた。私は勝一さん自身が、一度もその目では「若松組」を見たことがないことに気づき、彼の体験している世界の不思議をあらためて思った。

のちに勝一さんは、テレビのインタビューに答えて「若松組という悪い奴らがいることを、みんなが知ってくれて、うれしかった。楽になりました」と言っていたが、そうやってメンバーたちが描いた若松組を眺めているときに「みんなが知ってくれた」と感じていたのかもしれない。

そうこうするうちに、メンバーと絵札にする絵を選び、絵札と字札ができあがった。老舗のかるた店で売っている無地のかるた札を購入し、宛名用シールにプリンターで印刷した絵札と字札を貼りつけて、かるたは完成した。一二〇ページの解説本をつけて、最初の一セットができあがったのは二〇〇八年の秋のことだった。

完成した『幻聴妄想かるた』から四枚ほど紹介しよう。

の　脳の中に機械がうめこまれ　しっちゃかめっちゃかだ

これはジミーさんの体験をもとにした札。若い時に頭の中に機械が埋め込まれてしまったらしい。それが発信器になって、自分の考えていることが外にもれてしまい、個人情報を他人に知られてしまう。周りで自分のことが噂されていると考えると、居ても立っても

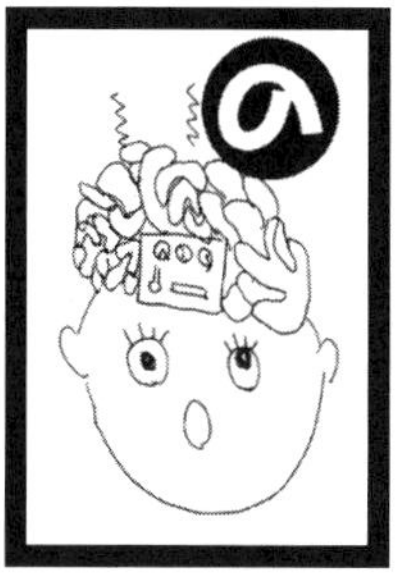

いられない。そんなジミーさんの困りごとを題材にしている。

に　にわとりになった弟と親父

長い入院生活から実家にもどってきたユキちゃんの話。一〇代の最後に発症した時に体験した幻覚である。さまざまな妄想や幻覚が現れたが、ふと振り返ると弟さんや父上がニワトリのように見えたという。ユキちゃんは小さなころから鳥が苦手なので、恐怖の体験だった。

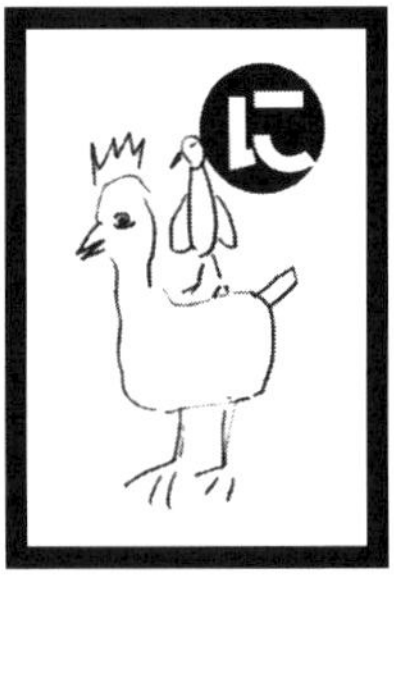

ふ　ふいに声がして「三越の前でまっている　歩いてこい」　一日待ったが誰も来なかった

さまざまな症状に苦しみながら、仕事を続けていた頃の修三さんの体験。家で寝ている時にささやくようにかすかな幻聴が聞こえてくるという。疑うことなく出かけてしまうので、自分では抵抗ができないんだと教えてくれた。

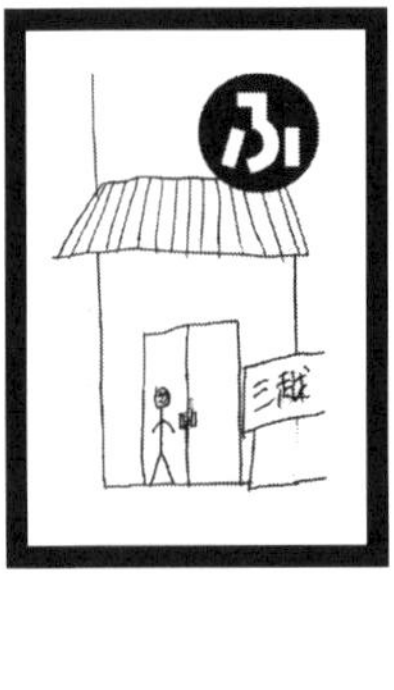

を　若松組が床をゆらす

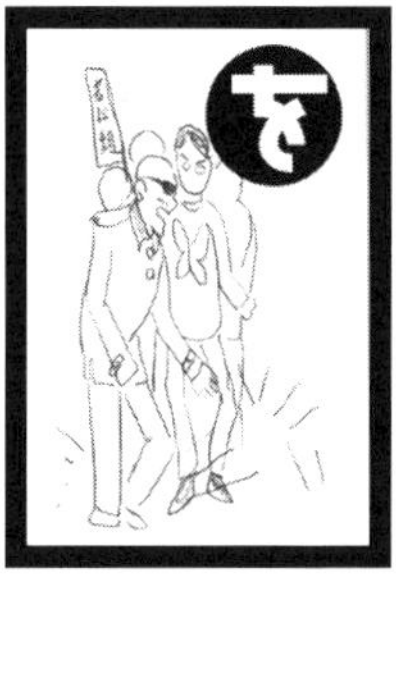

勝一さんの体験した若松組が題材。極道風の若松組が幟を持って、地面を踏み、世界を揺らしている。勝一さんはことのほかこの札が気に入ったようだった。

取りあげるエピソードが多すぎて、「を」や「ん」まで使って札を作った。実際ゲームをやるときには読み手が「この札の正解は読みあげた最初の文字ではありません」と宣言してから読む。

予想を超えた展開

こうして私たちの「幻聴妄想かるた」はできあがった。

知恵を絞って作った商品だったが、これをどうやって売ろうか。私たちには当てがなかった。作業所の製品には、クッキーならばバザー、手作りの布製品や革細工ならば福祉ショップというふうに決まった販路があった。そんな福祉の枠を出て、自分たちで店を持ったり一般の店舗に製品を卸したりする施設もあったが、なにしろ私たちが売ろうとしているのは「幻聴妄想かるた」だ。バザーでもこんなかるたは見たことがない。

それでも、自主的にイベントを開いたり、各地の施設に手紙を書いたり、あらゆる機会をつかまえて人に知られるようにして、一つひとつ手渡しでかるたを売った。藤田さんは教鞭をとっている専門学校で紹介してくれ、スタッフは地域のカフェでかるた大会を開いた。

驚いたことに、私たちの予想を超えて「幻聴妄想かるた」は売れたのだ。それからの数年は本当に奇跡のようだった。人づてに話が広がり、私は雑誌に記事を書かせてもらうようになった。新聞やラジオ、ウェブ媒体にも登場した。ウェブ上の掲示板では「キチガイかるた登場」と揶揄《やゆ》されて「障害を売り物にするのか」と書き込まれたが、気にはならなかった。売れなくては困るし、売っているのは「障害」ではない。私たちが作った商品だ。

今も親しく交流を続けている人たちとの出会いもあった。

名古屋の桜花学園大学の嶋守さやかさんとは、かるたの試作品が出来上がった二〇〇八年の初秋にお会いした。当時は世田谷区内の作業所を回るツアーを行う相談支援事業所があって、そのツアーのお客さんとしてやってきた。

人懐っこくて笑顔の絶えない嶋守さんとメンバーたちが打ち解けるのに時間は要らなかった。二度目の訪問の時には、昼食後にソファーに陣取って寛いでいた勝一さんの前に来て、目を見ながら「ねえ、本当は若松組なんていないんでしょう⁉」とたずねた。勝一さんはちょっと驚いた様子だったが、そのあとは穏やかに「絶対にいるんだよ。もう、大変なんだよ」と、若松組との格闘の日々を嶋守さんに語った。

その時はまだ売り出しの前だったが、少しだけ作っておいた見本の一つを嶋守さんに持って帰ってもらった。その後、彼女は自分の授業で学生たちと遊んで、丁寧な感想を送ってくれたのだった。

翌二〇〇九年の年末には世田谷の三軒茶屋のキャロットタワーで展示会を開き、二〇一〇年にはＮＨＫの「障害のある人を主人公にした番組」（番組ホームページより）である「きらっといきる」の特集に取り上げられた。おかげで注文が入るようになり、かるたの手作りチームは大忙しだった。

もう一人、駒澤大学の佐藤光正さんは精神保健福祉の先生で、この時期から現在まで、講義で「幻聴妄想かるた」を使ってくださっている。それも、メンバーたちが出かけていって、学生たちと「かるた大会」を行うのだ。かるたで遊びながらメンバー自らがその札の解説をする、「かるたの出張講義」である。

勝一さんや修三さんだけでなく、マチコさんや進さんたちも駒澤大のキャンパスに出かけた。目の不自由なマチコさんは、かるたの札を取る合図の「ハイ」という掛け声の係だ。

勝一さんは「隊長」と紹介され、表彰式でかるた大会の優勝者と握手し、景品を渡す役割ができた。ハーモニーでの作業は苦手だったが、「幻聴妄想かるた」の講演においてはもっとも雄弁な表現者であり人気者だ。若松組の近況を「自宅近くを警察が巡回しているので一〇人は逮捕されているよ」とか「若松組の新入はすぐ逃げてしまい全滅間近だね」などと話した。表彰式というと最後まで会場にいなくてはならないので、煙草を吸いに行けないと最初は不満そうだったが、学生たちに注目されて、帰り際に声をかけられ話をするのが気に入ったのか、まんざらでもなさそうだった。教室を出たところで学生たちと記念撮影をするのも恒例となった。

かるたを作り始めた頃から、勝一さんは「若松組」を出し抜く方法の一つとして「散歩」を始めた。ハーモニーにいる平日は藤田さんとウォーキングに出かけ、工賃支払日の週末にはわざわざ遠い町まで出かけて外食をした。かるたのおかげで工賃もちょっとだけ上がり、好きなハンバーグ定食を食べることができたのだ。この当時、勝一さんは、なぜか牛丼でなくて「すき屋」のハンバーグ定食に凝っていて、御贔屓の店員さんのいる渋谷や大井町の「すき屋」に熱心に通っていた。「若松組」が地面を揺らすのは相変わらずだったし、さまざまな苦しさがなくなったとは到底いえなかったけれど、気がついてみれば、元気な頃の生活に近づいてきたようにも感じられた。

かるたを出版する

忘れられない嬉しいこともあった。

二〇〇八年から一つひとつ手作りしていた「幻聴妄想かるた」だったが、医学・看護の専門出版社である医学書院に声をかけていただき、出版されることになったのだ。それも二〇一一年のことだった。以前から専門誌の「精神看護」にかるたの記事や書評を書かせていただいていたが、書籍と同じような図書コードがついて、一般の書店の棚に並ぶのは夢のようだった。

これで全国どこからでも買ってもらえる。さらに医学書院版の「幻聴妄想かるた」には、ハーモニーのメンバーの様子を記録したDVDと、俳優の市原悦子さんがすべての読み札を朗読したCDが付属していた。市原さんは私の世代だと「まんが日本昔ばなし」の声や「家政婦は見た！」というドラマの主演で知られていて、メンバーたちにも馴染み深かった。こうして「幻聴妄想かるた」は、数年の間に予想もしていなかった数の人に手に取ってもらう機会を得たのだった。

名古屋の嶋守さんは医学書院版「幻聴妄想かるた」を一五セット購入し、授業の中で一五〇人の学生たちと「かるた大会」をやってくれた。学生たちはみなハロウィンの仮装をしていたという。「学生さんたちと遊んでくださいね」という以前の約束を果たしてくれたわけだが、「一五〇人！　ハロウィン！」と書いたメールと共に送られてきた画像を見ながら、想定をはるかに超える嶋守さんのパワーに私たちは爆笑し、圧倒された。

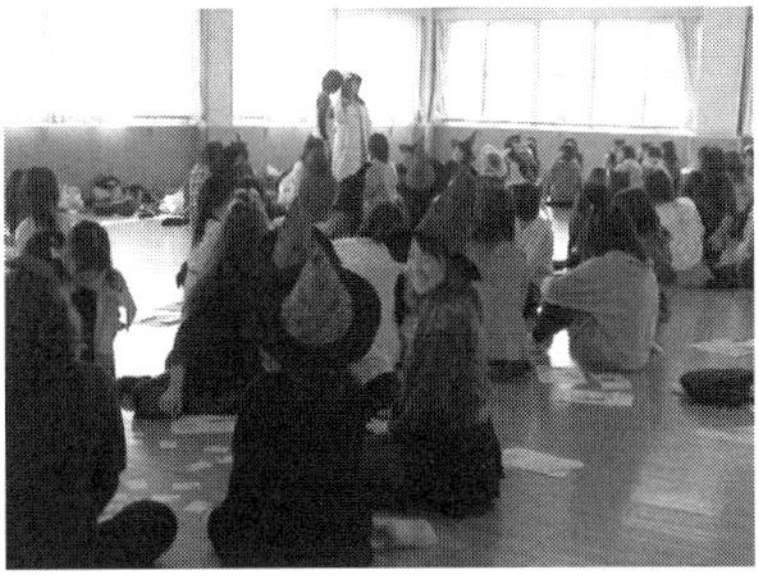

写真　医学書院「看護師のためのWebマガジンかんかん！」(http://igs-kankan.com/article/2012/11/000675/)

こうして、かるたの販売や大学での「かるた大会」が功を奏し、メンバーの工賃を増額することができた結果、二〇一一年の四月からハーモニーは就労継続支援B型の事業所としての活動を始めた。

ハーモニーでは前述のとおり、現在までに「幻聴妄想かるた」「新・幻聴妄想かるた」「超・幻聴妄想かるた」の三作を発表している。三作に共通するのは、水曜日に行っているミーティング「愛の予防戦隊（現在は愛のミーティング）」で話されたメンバーたちの日頃の生活や過去の出来事、生活の中の苦労話などを題材とした言葉（字札）に、メンバーやスタッフ、ゲストが絵を描き、絵札としていること。三作とも、冊子とかるたがセットになっている。

作った時期のハーモニーの状況を反映して、それぞれの内容や狙いは少しずつ異なっている。集団精神療法士の藤田さんが二作目の途中でハーモニーを離れたため、水曜日のミーティングも認知行動療法的なアプローチから、世間話やイベントの相談や近況報告が増えてきた。自然とかるたや冊子の内容も、精神病の「症状」を扱うものから、日常生活での備忘録のようなものが中心になっていった。

二作目、三作目は写真家の齋藤陽道さん撮影によるメンバーの写真を取り入れている。特に二作目は、自分たちの生活の記録だったり、亡くなった人たちの鎮魂と慰霊の色がつよい。ミーティングの記録をそのまま再録したり、メンバーのロング・インタビューもある。齋藤さんの写真も、メンバーの自宅や通院先の病院や亡くなった仲間のお墓参り先で撮影してもらった。

さらに三作目では米津いつかさん、佐藤恵美さんに編集を、ライラ・カセムさんにデザインをお願いした。かるたの解説だけでなく、ハーモニー開所以来の軌跡やコラム、対談やエッセイの寄稿なども冊子に加え、冊子だけで販売できるように内容を充実させた。かるたも初めてカラーで制作し、視覚的にも楽しいものになっている。このかるたには、ハーモニーのメンバーだけでなくて、佐藤光正さんのゼミの学生の体験に基づく札や、詩人の上田假奈代さん（NPO法人「こえとことばとこころの部屋」代表）のワークショップで参加者たちが作った札も加えた。

かるたがハーモニーにもたらしたもの

「幻聴妄想かるた」は、二〇〇八年に在籍していたメンバーとスタッフが、新しい制度に対応しハーモニーの活動を継続するために始まったプロジェクトだった。スタート地点においても、精神障害者の「症状」や「生活」を社会に知らせたいという動機が、全員にあったわけではないし、おそらく今も同様だ。始めてみたら、かるたが持っているさまざまな可能性にハマってしまったというのが実感に近い。自分たちの面白さや達成感を頼りに先へと進んでいったように私には思える。

しかし、メンバーがどんな感想をもっているか、本当のところは私にはわからない。

最初のかるたの冊子の中に、制作に携わったメンバーにかるたの感想を聞いたコーナーがある。その中からいくつか引用してみよう。

「医療現場の人たちに、患者がどういう気持ちで騒いでいるかがわかる」

「みんなに助けてもらいながら私たちだってちゃんと生きていける」

「一緒に生きていく勇気」

「同じ病を持つ周りの人のことがわかって良かった。それと同時に自分のこともわかって良かった」

「同じ病気の人たちと共感し合える。自分ひとりだけじゃなかったんだ」

そして、二〇二二年に受けた取材*では、メンバーはこんなふうに答えている。一四年前にはいなかった人たちだ。

「ふだんは世の中の人たちに聞いてもらえないことを熱心に聞いてもらえて、とても気持ちが落ち着きました」

「友達にかるたを渡したら、『正月家族みんなでやって楽しかったよ』と言ってもらえました」

「だいぶ自分のことを暴露したなと思います。その分、自分の中に止めておかないといけない秘密がなくなったし、人に説明するのも楽になったと感じます」

私の思うところも、すこしだけ記しておこう。

「かるたづくり」の場で彼らの様子を見ていて、まず感じたのは、それぞれが自分のエピソー

*「世間のメジャーで人を評価しない。就労継続支援B型事業所ハーモニーが目指す「居場所作り」」houkan-navi 2022.04.17 https://www.wyl.co.jp/media/interview/harmony

ドを持ち寄ってお互いを知ることができ、互いに対する不安が和らぎ、場に参加しやすくなったということだった。

やはり、何かの形で表現しないと、目の前の人が黙り込んでいるのが、自分に対して怒っているのか、聞こえてくる幻聴を無視しようと耐えているのかはわからない。自分に対してその場の人が悪い感情を向けていないことが了解できるというのは、場で安心して居続けるためには大事なことだ、と気づいた。

最初のメンバーのインタビューにあった通り、「お互いを知ることができた」という感想は、真にリアルな手ごたえであったに違いない。かるたづくりの試みが、ハーモニーという「場」ができていくうえで果たした役割は、結果的に大きかった。

それから、彼らにとってのかるたは、自分たちが制作した「商品」だという気持ちも強いように思う。

自分に起きた出来事を言葉にし、絵を描き、かるたにして売る。大学や家族会、専門職の勉強会などに招かれて講演料をもらうことも、彼らの工賃に繋がっている。それは、世間でいう「働く」とは少しニュアンスの違うことかもしれない。

世の中の「働く」は、スピード、正確さ、指示やマニュアル通りに遂行することを求められ、従事した時間の長さで報酬が決まるような働き方がある。それは確かに社会を回していくには必要なものだろう。しかし、それが難しい人がいる。法律の求める「就労支援施設」の役割が、彼らを訓練して働く場に送り出すというだけなら、私は間違いなく施設スタッフとして落第だっただろう。

そういう基準でない、「働く」の選択肢はないのだろうか。それがいつも頭のなかから離れなかった。世間の基準に合わせるだけでなく、もう一つの別の基準があってもいい。「幻聴妄想かるた」を作り、外に向けて発信していくというのは、ハーモニーなりのもう一つ別の「社会とつながる」ことの提案だと考えている。

私が「幻聴妄想かるた」を作ってよかったと思うことのもう一つは、病を得てからは、福祉・看護の関係者や同じ病の仲間たち以外の出会いの機会が少なかった彼らに、より多くの人と知り合うキッカケが生まれたことだ。かるたのイベントを通じてボランティアや学生、アーティストなど多くの人がハーモニーに足を運んでくれ、なかにはその後ハーモニーの活動の枠を超えて、メンバーとの交流を持っている人たちもいる。

「誰とでも偶然に知り合える」という当たり前の可能性が彼らにもある。それをみせてくれたのも「幻聴妄想かるた」を使った活動だった。

私自身も、かるたに関わる講演や、ハーモニーの場を使ったアートイベントを通じて、多くの人たちと知り合うことができた。

「幻聴妄想かるた」より

い　いつもナチュラハイ

彼はすこし気持ちが高ぶっている時には、朝から元気だ。いつ電話をしても出てくれるので他のメンバーたちのよい相談相手になっている。赤ちゃんの動きに弱い。見ていると自然に笑いがこみあげてくるので、笑っているのがバレないように、マスクをして電車に乗ったりすることもある。

す　寿司屋で倒れた

眠れなくて、彼はいつもより多くの〈眠前薬〉を飲んでしまった。それでも眠れないので、寿司屋に行ったそうだ。さて、カウンターの椅子に座って注文したとたん、薬が効いてきてパターンと後ろに倒れて寝てしまい、目が覚めた時は病院にいた。食べられなかったけれど注文した分の代金はちゃんと取られたそうだ。睡眠薬を飲んだあとの食事は窒息の危険があるので要注意だ。

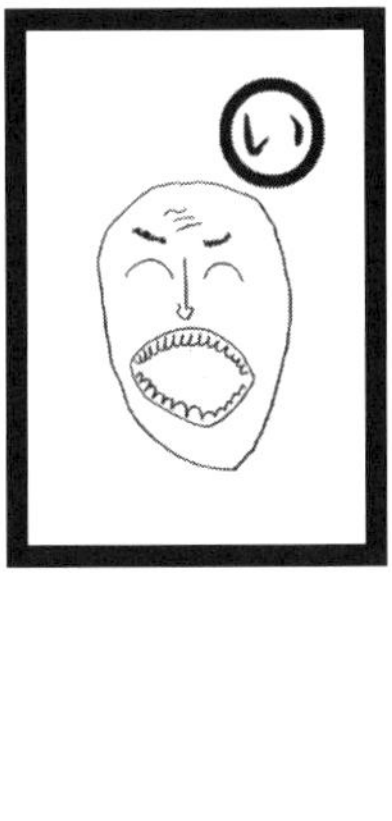

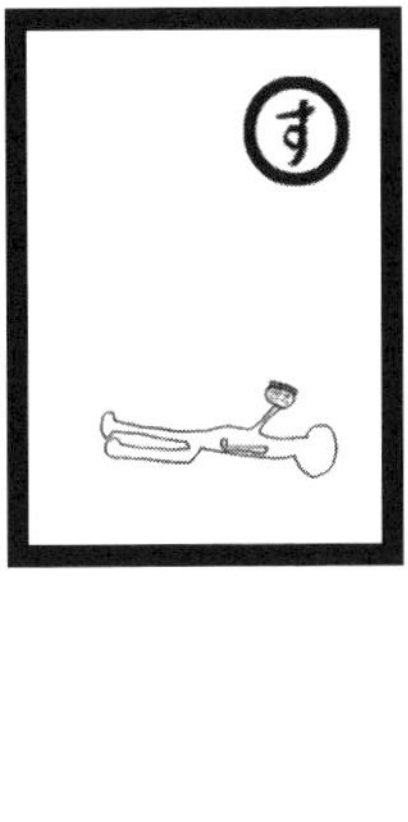

つ　つらいなあ生活が　友達に貸した金が返ってこない

貸した金が返ってこない。違うもので返ってくるという経験をしている人が、ハーモニーにはけっこういる。「仲のよかったデイケアの友人に二万円貸したけれど、返ってきたのはベルトだった」という人もいた。

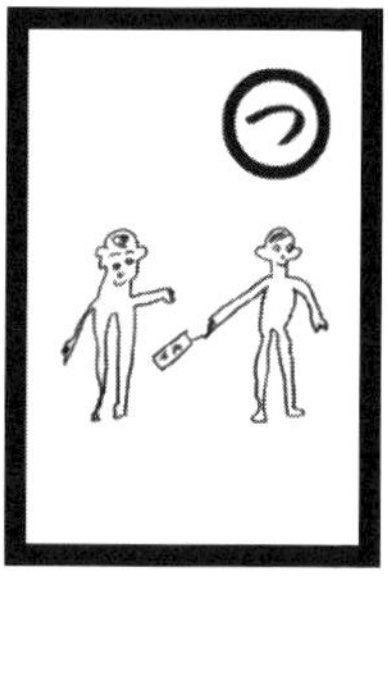

む　むりしない　トイレでコーラ飲んでます

大仏さんは福祉的雇用で、企業で働いている。仕事が辛くなると、昼休みは職場のトイレの個室にこもって過ごすという。大好きなコーラを飲んだり、本を読んだり、食事をして気分転換をはかる。無理をしないことが仕事を続けていくコツだと話してくれた*(大仏さんについては9章を参照)。

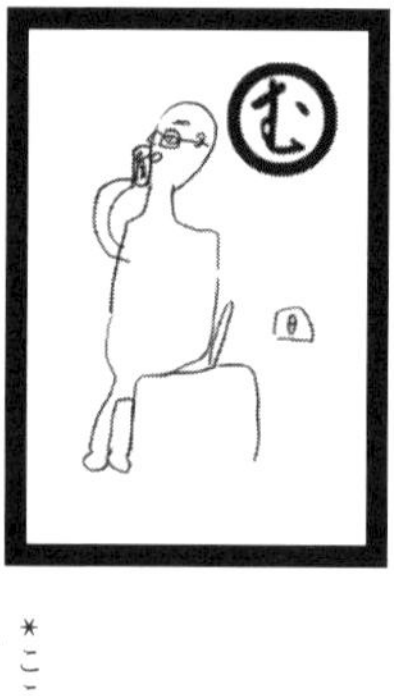

*ここまで、『超・幻聴妄想かるた』より

れ　冷蔵庫にある盗聴器から僕の発明が盗まれたんです

購入したアメリカ製の冷蔵庫には盗聴器が仕組まれていたそうだ。「写ルンです」というカメラ（レンズ付きフィルム）は、自分が発案したものだと彼は言うが、当時の恋人に冷蔵庫のそばで電話で話したとき、その発明について触れたために盗聴器を通じてアイデアがもれてしまったという。でも、誰かに商品化して欲しかったので、わざと漏洩したんだよとも教えてくれた。

せ　正社員が叫んでる

金ちゃん（13章参照）がパートで働いていた頃のこと。景気が落ち込むとパートの社員ばかり多くなった。ある日のこと、若い正社員が部屋に籠もって叫ぶようになり、ついには失踪してしまったそうだ。

つ　妻が気になる帰り道　ゴミ捨て場に倒れていたのは怪人だった

通院している妻の帰宅時間が迫り、慌てて帰宅する道すがら、ゴミ捨て場に倒れている怪人に出くわした。ストレスがかかるような場面で「いそうだな」と思うと見えるという。もちろん、妻には見えないそうだ。

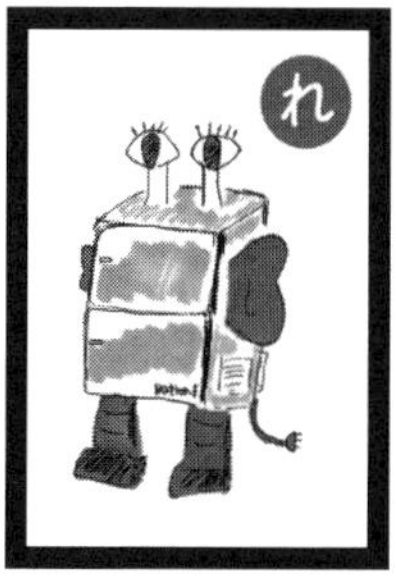

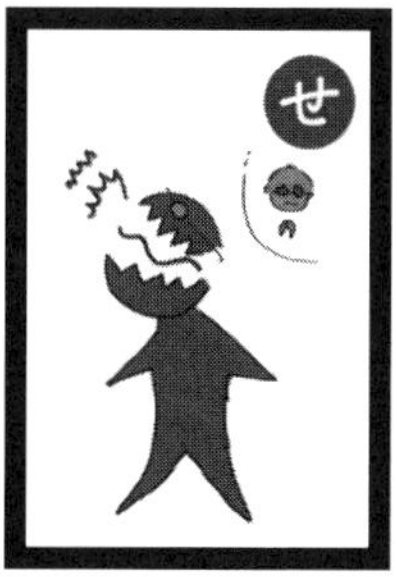

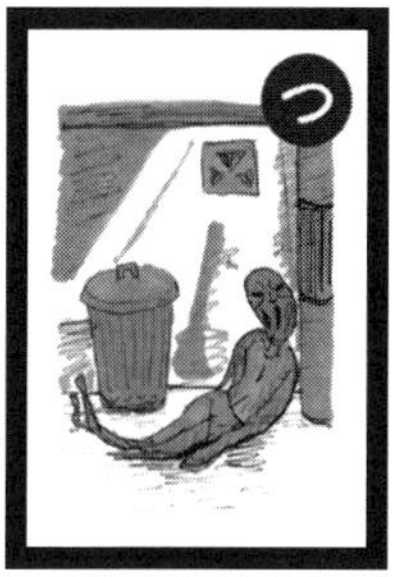

ま　また来たぞ　バスの中が宇宙船

マッサン（15章を参照）がバスに乗ると不思議なことが起きる。停留所が近づき、減速を始めると体がだんだん前に傾いていくのだ。倒れる寸前になると起き上がる。初めて見た人はふざけているのかと疑うが、本人は「G（重力）なんですよ」と教えてくれた。薬のせいかもしれないとも言う。ハーモニーに毎日、宇宙船に乗ってくると思うと不思議な気がする。

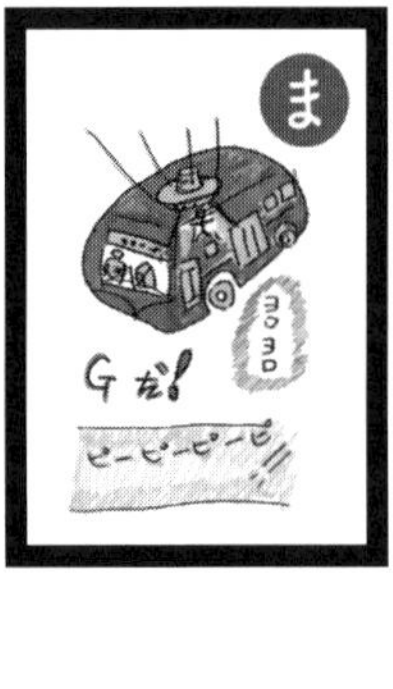

や　やまゆり園　事件前に伝えたかった　牧場に行って人間になってください

二〇一六年七月に発生した相模原障害者施設殺傷事件について、「事件を起こす前の犯人に出会ったら、みんなは犯人に何を伝えたいですか」というお題でミーティングを行い、言葉を考え、絵をつけた。この札は学生時代に北海道の牧場に行って馬の世話をしたことで、命の大切さを知った金ちゃんの経験から生まれている。

ミーティングのノートを振り返ると、「殺られたら痛いからイヤだなあ」「病気と言われていない人の中にも、彼のように『障害者は死んでいい』というような考え方をする人がいると思う」「私たちもいない方がいいと思われているの

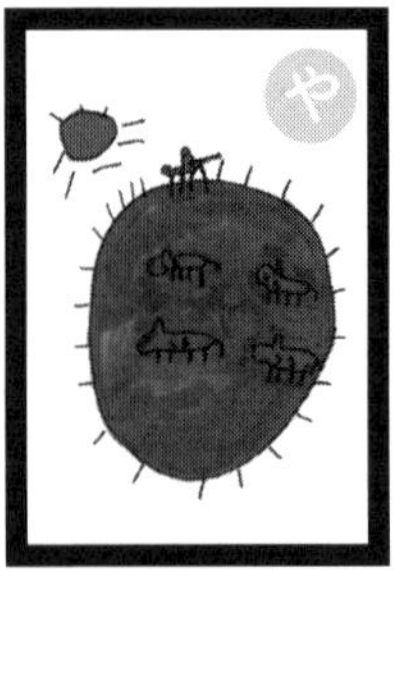

かな」「入院期間が短すぎない？」「この人は本当に病気だったの？」「『治療』できる人？」「僕たちも『精神病は怖い』という目で見られてしまうのかな」と語りあった記録が残っている。*

*ここまで、『超・幻聴妄想かるた』より

Ⅲ

ハーモニーの日々

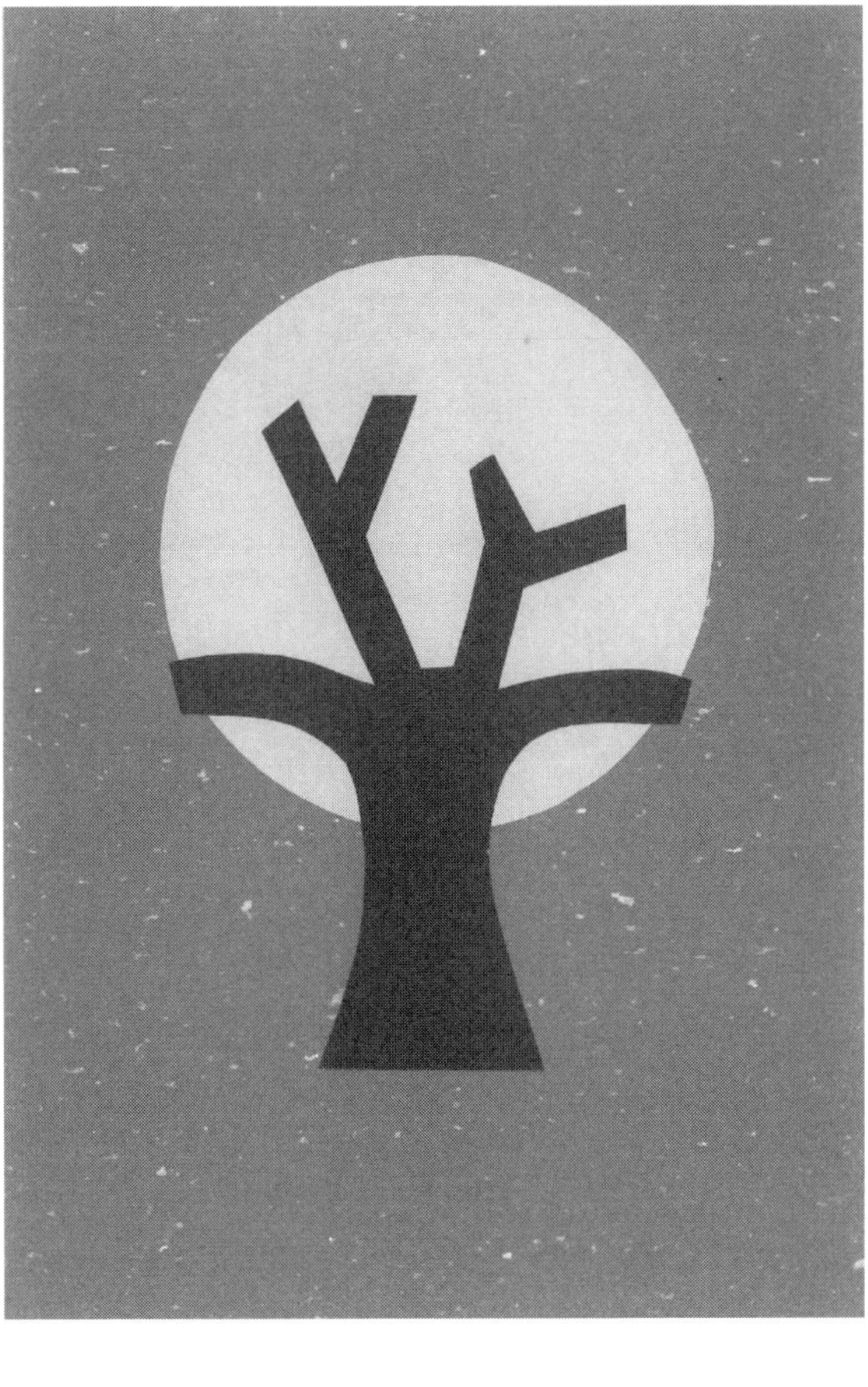

6　余生とアップルパイ

二〇〇九年の五月二日の土曜日。その夜は、ささくれた気分でのんさんの家に向かった。ガラケーのニュース欄には、この日の早朝、癌性リンパ管症のために忌野清志郎が亡くなったと何度も文字が浮かび上がっていた。

コインパーキングに車を止めると、右半分が明るい月が南の空にあった。

キヨシローが歌うRCサクセションの「多摩蘭坂」のサビが頭の中で嫌になるくらい繰り返し流れている。

お月さまのぞいてる　きみの口に似てる

キスしておくれよ　窓から

今夜みたいな上弦の月だったら、歌に出てくる彼女の口はずいぶん大きいなあ。そんな変なことを考えている自分がいる。ラジオをつけてニュースを聞いても、ガラケーの更新ボタンを押してニュースを見直してみても、キヨシローが死んだのはウソでしたという情報は流れてこない。

茫然とした気持ちを抱えて車から降り、ローソンで食べものを仕入れてのんさんの部屋に向かった。ドアをあけて声をかける。「おーい。食べるもの買ってきたよ」

のんさんからの電話

前日の金曜日、彼女から家で転倒し足が痛くて立ち上がれないと電話があった。話を聞くと、夜中に眠剤と安定剤を多めに飲んでしまって、意識が朦朧《もうろう》とするなかで転倒したという。ひどい痛みがあり動けない。骨折したかもしれないという。

私は、最近、連絡を取り合う機会の多い区役所の彼女の担当ワーカーに電話した。ワーカーは今日は、保護費の窓口支給日で訪問はむずかしく、民間の救急サービスに連絡し、区内の整形外科のある総合病院を受診するよう手配すると言ってくれた。病院は中堅のA病院がいいだろうと言う。いい判断だと思った。

のんさんにも、大丈夫だよ、こちらも手が空き次第、病院に向かうから、民間救急の人に連れていってもらってねと伝える。

のんさんは、ハーモニーが竹林の坂の上にあった頃に、訪問看護師の同行でやってきた。人に対する不安が強かったり、公共交通機関が苦手だったりしたので、同行が必要だったのだ。家から出なかった生活が長かったためか、色白で透き通るような肌の色をしていた。立ち上がる時は眩暈《めまい》に襲われた。

二日間起きていて、その後、一日眠っているという生活になってしまうのは、睡眠が安定しなかったからだ。それで眠れなくて困ると貯めていた薬を飲んでしまう。

この日もそうだった。いつもと違ったのは、風呂場で転倒したことだった。大腿部を打ってひどく痛むという。風呂場から電話のある居室までなんとか戻ってきたらしい。

救急窓口で

午後三時ごろ、私はA病院に到着し救急の窓口に向かった。ストレッチャーに横たわった彼女が見えた。彼女を連れてきた搬送スタッフが携帯で話していて、本人は少し離れたところでストレッチャーごと放置されている。何かうまくいっていないことを予感した。さらに近づいていくと、腕組みをしている白衣の集団が目に入った。受け入れを拒まれている様子だ。のんさんは私に気づくなり「しんちゃん、この人たちが帰れって！」と叫んだ。私は待たれていたらしい。

受け入れを承諾していないのに、なぜ搬送したのか。精神科の患者を受け入れる用意は当院にはない。精神薬を当院では出せない。そもそもOD（オーバードーズ）による転倒とは聞いていない。何かあったら私たちでは責任が持てない。お引き取り願いたい。

台本があるかのように矢継ぎ早に言い渡される。搬送スタッフも病院も、私がのんさんを送り出した区のワーカーだと勘違いしているようだったが、誤解を解く間もなかった。ああ、この風景は何度も見たぞ。私の脳裏には、何度も経験した同じような場面がグルグル回っていた。

二〇〇九年当時はこんな感じだった。初めて遭遇した時には驚いた。自分がケガや急病で病院を受診した時とまったく勝手が違うのだ。

メンバーの誰かが急に苦しみはじめ、やむなく地域の医療機関に同行しても、初診で診察室に入れるかどうかは最後までわからない。多くの場合、病院が心配するのは入院を要する場合だった。精神科のドクターも常駐していないし、精神薬の薬も処方できない。あなたの連れてきた人は違うでしょうが、そもそも精神科の患者は……と過去の入院患者の例を語られる。本当に、判で押したような対応だった。

何度もそういう対応に遭遇しているうちに、鈍感な私にも、これが町で暮らしている精神疾患の人たちの日常なのだとわかってきた。急病で駆け込んでも、診てもらえるとは限らない。拒否されたり苦情を言われるのが、今回はたまたまそこに居合わせた私だというだけだ。事故やケガで救急車を呼ぶ時は、絶対に精神薬を飲んでいることを話さないという精神科の患者たちもいた。

のんさんは、結局その夜は家に帰った。

A病院では「ここから立ち去るという一択のみ」というのは明らかだった。すでに夕方に近づいており長居は無用だ。精神科病院の方からとりあえず、来てくれれば診ましょうと連絡があったので、A病院のスタッフに要望して、痛む足のX線写真を撮ることだけは叶えてもらえた。A

病院の整形外科の若いドクターは「折れてませんよ」と、初めて口を開いた。

その後、搬送スタッフに精神科病院に回ってもらったが、すでにODとして処置の必要はないと言われ、痛み止めと湿布をもらって帰路についた。太ももの大きな青あざが痛々しかった。病院は、あとで返すならと車椅子を貸してくれた。

ゴールデンウィーク中は、私やハーモニーの友人たちが入れ替わりで身の回りの世話をしに彼女のアパートを訪れた。トイレだけは這っていって済ませてもらった。連休後は、毎日、訪問看護やヘルパーが特別シフトで入ってくれた。

青山葬儀所で行われたキヨシローのファン葬に、妻と三歳の息子と出かけた。その話をRCサクセションが好きなのんさんに報告した頃には、打撲の痛みもやわらぎ、室内の移動ぐらいはできるようになっていた。

節目の年

自分自身のことなのだが、父が五二歳で亡くなったとき、私はあとひと月で二〇歳になるところだった。その自分が五三歳になって父を追い越したとき、気持ちの変化に当惑したのを覚えている。

父はあの世に行ってしまったあとも見えないモデルとして、なんとなく私の選択に影響を与えてきた気がする。仕事に就くこと、結婚すること、子どもを育てること。従うか反発するかは別としても、亡き父の描いた航跡を常にどこかで意識していた。

はるか遠くに思えた父の没年を越えるのは、実にあっけなかったけれど、自分がそれを越えてしまうと、どこにでも行けるような解放感と寂しさがあった。

父や母の人生の節目となった年齢を意識してしまうのは、私だけではないようだ。

のんさんと出会ったのは二〇年ほど前だが、その頃からすでに彼女は「私は四五歳になったら、あの世に行くから」と言っていた。理由を聞くと、四五歳は「お母さんが私を産んだ歳だから」と話してくれた。さらに重ねて聞いてみても「もういいかなって思ってね」と言う。

〝母が自分の産んだ歳から先の自分の人生はいらない〟というのは、〝母が母として生きた年月を否定する〟ということなのか、そして〝そもそも自分の生はいらないものであった〟ということなのかと想像した。

父と母と彼女の三人家族。のんさんの父は弁護士で家は裕福だった。しかし家族を顧みない自己中心的な父。その父の行動に苛立ち、満たされなかった母が自分を精神的にも肉体的にも虐待していたという。のんさんは、そんな母の「弱さ」に気づいていたようで、高校に上がる頃には、自分が働くから父と別れて暮らそうと母を説得したという。しかし母は父との生活を続けることを選び、のんさんは上京する。

上京後は家族との関係を断って、新聞奨学生としてガムシャラに働きながら、アニメーションの専門学校に通った。その後はアニメの現場で仕事を得た。後戻りできない悲壮感もあり、楽しさもあったという。やがて活動は同人誌の執筆やライターの仕事へと広がっていく。

そんな張りつめた世界が壊れたのがいつだったのか、彼女自身もよくわからないという。中学の頃から「世界が狭くなっていくような生きづらさ」を感じていたとはいえ、それが上京後、徐々に大きくなり、日々の生活に翳《かげ》を落とすようになった。

彼女には、記憶が曖昧で混乱している数年間がある。リストカットやOD（オーバードーズ）が始まったのもその数年だ。その間に七回の入院があり、生活保護の受給の開始があるのだが、あまり思いだせず後から人に聞いて記憶の断片をつなぎ合わせているという。

のんさんとハーモニー

そんな混乱に満ちた時期の終わりの頃に、私は彼女に会った。喩《たと》えていえば、五〇階建てのビルから身を躍らせて地面に激突するカウントダウンが始まっている。そんな感じなのだ。ハーモニーへの通所を勧めた主治医は、彼女の死にたい気持ちを私に伝えながら、それでも作業所での経験が彼女を成長させるにちがいない、最終的に死を選んだとしても誰かの責任ではないからと話してくれた。

訪問看護師にうながされ、のんさんは週に一回、ハーモニーまで歩いてきた。外出へのプレッシャーから沢山の抗不安薬を飲み、ふらつきながらやってきて、談話室でわずかの時間、雑談して過ごした。

彼女は車が好きで、F1グランプリの話をしたのを思い出す。

彼女にはどこか、「すべては自分の選択でやっていること。人には何も言わせない」という背筋の伸びた「意地」を感じさせるところがあった。二日間一睡もせず、その後二四時間眠るという独特の生活パターンや、アニメのDVDに沢山のお金を使い月の半分は栄養剤で過ごす耐乏生活も、両腕いっぱいのリストカットも。

眠れないイライラを紛らわせるために飲んだ薬が多すぎて、救急車を呼ばれた翌朝は、帰りのタクシー代がないので車で迎えに行った。夜間外来の堅いベンチに横になって待っている、ふてくされた彼女を無言でうながして、車で帰った。

やがて作業所が移転し、のんさんも作業所の近くの桜の木のあるアパートに転居した。表向き、彼女の生活も安定してきたようだった。しかし、人生の終わりと定めた四五歳が近づいてきたのだ。訪問看護のスタッフたちが本人から聞いて、ざわつきはじめた。

「あの話、まじっすか?」すこしだけ、おちゃらけて聞いてみたら、「きまってるじゃない」と断言。思いとどまるように伝えても「死んだら悲しむ身内がいるわけじゃないし」とつれない返事が返ってくるだけだ。

彼女が少しずつ薬を蓄える特技を持っているのを、彼女の周りの人は知っていたので、八月になって彼女の四五歳の誕生日が近づいてくると、これは弱ったなと思い始めた。

訪問看護師、ヘルパー、みんなが彼女の毎日を息をひそめて見守るなか、役所の保健師は耐えかねて彼女の家にあった余った薬をゴッソリ持ち帰る。

のんさんは怒ったが、大事な薬はしっかり別のところに隠してあるはずだと、みんなもわかっていたので安心したわけではない。昔の仕事仲間のオジサンたちは、アパートの庭先までやってきて「死ぬなー！」と叫び、彼女に「うざい！」と追い返された。

そんなとき、彼女のドクターから電話をもらった。のんさんの本名と同じ音の名前の若いドクターだった。

支援チームの中には、四五歳の誕生日を入院して病院で迎えたほうがいいのではないかという声もあるが、どう思いますか？とたずねられた。どこにいても彼女の決心次第だし、望まない入院で彼女を傷つけるのはよくない。入院を提案するのはやめておこうと意見が一致した。私も特にやることもなく、毎日、アパートのドアをノックし、わざわざ出てきた彼女と話すこともないので「おはよう」と言ってみたりして、煙たがられて過ごした。

診察室の誕生日

そうこうしているうちに四五歳の誕生日がやってきた。のんさんと私は診察に出かけた。ドクターは誕生日に合わせて受診日を設定してくれていた。

のんさんとドクターの間に、あらかじめ約束があったのかもしれない。

診察室に入ると満面の笑みで、ドクターはお手製のアップルパイを出してくれた。即席の誕生日パーティーだ。

私もいただくことができた。あっという間に食べ終わってしまったけれど、とても美味しくて甘い、忘れられない味のアップルパイだった。

帰り道、のんさんは「タイミングを失った。あとは余生だわ」と笑った。いま思うと、本当のところどうしたいのか、彼女自身もよくわからなかった気がする。

「超・幻聴妄想かるた」のなかにこの時の体験を綴ったものがある。

の　四五歳の誕生日パーティー　死ぬはずだったのに今も生きている

アップルパイと「45」の文字、サムズアップのポーズ。この絵はのんさん自身が描いたものだ。

四五歳を越えても、相変わらず彼女の人生は波乱万丈で、ODの失敗が原因で足が悪くなって車椅子を使うようになったり、結婚して「死んだら悲しむ身内」ができたりした。

高層ビルから落下し、もうすぐ地面に到達しそうだった彼女の人生も、いつの間にか落下をやめて、ふわふわとパートナーと空中を滑空しているようだった。彼女はアップルパイの日から一三年生きて、その間、私はのんさん夫婦とたくさん笑い、バザーでソフトクリームを食べたり、デヴィッド・ボウイの伝記映画を見たり、猪苗代まで旅をした。

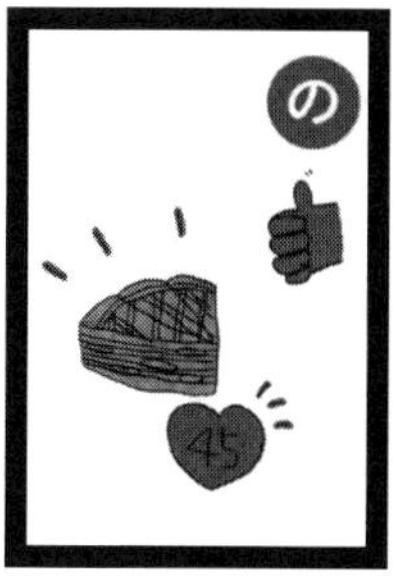

私は、自分自身が持っていた父の没年への気持ち、五三歳からの少しだけ解放感のある日々を考えると、「余生」も悪くないなと思うのだ。

7　良太さんと煙草屋の夫婦

良太さんは睡眠が安定しなかった。

一日中、眠たくてだるいこともあれば、夜中に目が覚めてしまい、疲れがとれないまま朝を迎えることもある。いろいろ工夫はしてみたものの、生活のリズムが一定しない。当時は早朝の三時には起きるのが日課だった。

ハーモニーがまだ弦巻の竹林の坂の上にあった頃のことだ。日が昇る前から家の中を動き回っていると家族に叱られるので、彼は早くに自宅を抜け出すようにしていたそうだ。そしてスタッフが来るまでの数時間、ハーモニーの前で待つ。当時のハーモニーは住宅街にあって、付近には時間をつぶす適当な場所がない。建物の壁にもたれて煙草を吸ったり、自販機でコーヒーを買って飲んだりしてもなかなか時間は経たないので困るという。

そんなとき、近所の人たちが良太さんに声をかけてくれた。朝早くから仕事をしている隣のマンションの管理人が仕事部屋に招き入れてお茶を振舞ってくれたり、小さな用事を頼んでお小遣いをくれたりする。

煙草屋のご夫婦も気にかけていて、良太さんが店先に一時間ばかり座って煙草を燻《くゆ》らせることのできる椅子を出しておいてくれた。一〇代で発症して五〇年近い年月、自宅と病院とデイケアや施設を往復する日々で、誰かと親しく話すことがなかったと聞いていた。だから、良太さんが町の人たちとそんな関係を持っていることを、しばらくは気がつかなかった。

良太さんには義理固いところがあった。自宅から持ち出したハサミで道端のアジサイを切って、お世話になっている人たちに配ったりしたらしい。アジサイにはきっと持ち主があったはずだが、そういうところは無頓着だった。

いつだったか年長のメンバーが薬を飲まなくなって被害妄想が活発になり、ずっと監視されているという思い込みから私を蹴飛ばし始めた。私が彼のことを見張っていて、ある事ない事ケースワーカーに告げ口する、というのだ。突然のことだったので私は動転して、何もできなかった。その場に居合わせた男性メンバーたちが必死に止めてくれた。良太さんも私とその人との間に入って、私の代わりに何回も蹴られてしまった。ふだんは無口なのだが、その時ばかりは「だめだぞお！」と大きな声をあげていたのを思い出す。

蹴った本人はその日のうちに入院させられてしまったのだが、良太さんは、その人のことが気になるのか、「彼を追い出さないでください。ハーモニーに再び通ってこられるようにしてくださいい」と何度も私に訴えたのだった。

良太さんはそういう人だった。

突然の訪問

弦巻の竹林のところから、上町の駅前に引っ越してきて二年ほど経ったころだ。

いつものようにメンバーとギターやキーボードを弾いたり歌ったりしていると、入口のガラス戸を大きな音を立てて開けて入ってきた人がいた。それが誰であるかを確認するには、少しの時間が必要だった。ずいぶん痩せてはいたが、以前にお世話になっていた煙草屋のご主人だった。

煙草屋は引っ越し前のハーモニーから数十メートル離れた雑居ビルの一階にあり、煙草と駄菓子、ちょっとした日用品を扱っていた。夫婦ともに六〇代半ばだっただろうか。メンバーが通りかかると、ちょっとびっくりするような大声で挨拶をしてくれる気さくな人たちだった。メンバーの中にはヘビースモーカーもいたから、ハーモニーはいいお客さんだったには違いない。煙草だけでなく、お腹が空くと菓子パンやアイスクリームを買いに行った。

当時は喫煙者だった私もピースを買いに出かけ、店先でご夫婦と世間話をするのが楽しみだった。肩幅が広く、一見、取っつきにくいけれど優しいご主人は実さんといい、小柄で明るい奥さんは順子さんといった。大雪の日には一緒に雪かきをしたり、町内会長に引き合わせてくれたり、お二人には沢山お世話になった。

ある日、店先を通りかかると、「ちょっと聞いてね、良太さんがコーラを買いに来たけれど、今日、八本目よ」と順子さんが声をかけてくれた。ほら！と促されて、レジ横の壁に掛けられたカレンダーを見ると、今日の日付の下に「正」の字があった。たしかに八だ。良太さんは毎日、沢山のコーラを買いに来て、店先で飲んでいたのだ。服用している薬の影響で喉が渇くのだろう。気になって、時々、数えていたのよと順子さんは笑った。奥から実さんも顔を出して「正」の字を見ながら、先週の金曜日は五本で昨日は三本だな、などとカレンダーを見ながら解説してくれた。正の字があちこちに書き込まれたカレンダーを、もらっておけばよかったと今になって思う。

ハーモニーが移転する前年の秋のことだ。救急車が煙草屋の前に長い時間、停まっていた。近所の人たちのたまり場になっていた定食屋に行くと、「実さんが倒れた、あれは脳梗塞だね」と噂になっていた。年明けには、実さんが車椅子に乗って帰ってきたと聞いたが、私は二人の姿を見かけることはなかった。煙草屋のシャッターにはただ、「店主、病気療養のため、しばらくお休みします」と丁寧な字で貼り紙があるだけだった。そのうちハーモニーは移転してしまったので、私もその界隈からは足が遠のいてしまった。

一度だけ、図書館の前の信号のところで二人に遭遇したことがある。順子さんに付き添われて、実さんが竹林に囲まれた坂道で歩行練習中のようだった。歩行と発話が思うようにならず、イライラして順子さんに声を荒げている実さんの姿が辛くて、遠くから気がついていたけれど声をかけず、急ぎ足で立ち去ってしまった。

その煙草屋の実さんが、駅前の新しいハーモニーに一人で訪ねてきたのだ。冬だった。四点支持の杖をついて、グレーの厚手のコートを着て、息があがっていた。外はずいぶん寒くて、頬は紅潮していた。メンバーたちも何事かと集まってくる。

二年ぶりだというのに、再会の挨拶もそこそこに話し始めた。しかし「おかあさんが」「おかあさんが」とは、聞こえるもののその先が聞きとれず、何度も聞き返した。「おかあさん」「りょうたさん」という言葉はかろうじてわかる。実さんは思い出したように、電話番号が記された一枚の紙をポケットからとりだした。番号の横には、(娘)と太い字で記されていた。

とりあえずコートを脱いでもらい、スタッフの淹《い》れたほうじ茶で身体を温めてもらっている間にダイヤルを回した。電話に出たのは実さん夫婦の娘さんだった。

話によると、実さんのリハビリも一段落し、二人は去年から店を再開した。順子さんも家事やリハビリの付き添いにと忙しく動き回っていた。ところがひと月ほど前、順子さんが寝起きに実さんと同じ脳梗塞の発作を起こしたのだ。発作の程度は実さんよりも重く、一命はとりとめてＩＣＵから個室に移ったものの、回復がどこまで見込めるのかわからないということだった。

父が言うには、母がしきりに「良太さん」の名前を呼んで会いたがっているようだ。忙しいところ申し訳ないのだが、良太さんを連れて見舞いに来ていただけないかというのが娘さんの申し出だった。

実さんは、お茶を飲んでいる間も、スタッフ相手に「おかあさんがね、りょうたさんに、あいたいあいたいと言うんだ」と言い続けていた。

翌日、良太さんに煙草屋の夫婦の話をしてみた。良太さんは「えっ」と言ったあと黙り込んでしまった。彼がその申し出に困惑するのもわかる気がした。私にもどうしたらいいかわからない。彼はつづけて煙草を吹かしたあと、「いいよ。行きます」と返事をくれた。

お見舞い

数日後の夕方、良太さんと私は病室を訪ねた。電車とバスに乗って、白くて大きな病院に出かけた。部屋も大きくて真っ白な個室だった。お花は迷惑かもしれないと、ハーモニーの自主製品の中から絵葉書を選んで持っていった。外来のところまで娘さんが来てくれて、私たちに声をかけてくれた。

順子さんはピンクのパジャマ姿でベッドに横たわっていた。病室には「ほら、おかあさん、ほら、おかあさん。りょうたさん!」と実さんの声が何度も響いた。一五分ばかりの面会時間の間、良太さんと私は何度も順子さんの手を握り、実さんに促されて「上をむいて歩こう」や「ぼくらはみんな生きている」を小さな声で歌った。実さんは順子さんの名前を呼び「よかったなあ」と何度も言った。私にはとてつもなく長い時間のように感じられた。

駅への帰り道、珍しく良太さんが話しかけてくれた。

「先生……」 彼は私のことを先生と呼んでいた。

「先生、奥さんが沢山笑ってくれてよかったよ」

私は一瞬、かえす言葉を失った。そうか、笑ったか。

私は病室での風景を思い出していた。順子さんの目は開いていたが、視線はのぞきこんだ私と良太さんを素通りして、病室の天井を虚ろに見つめているように感じられた。口から洩れるのは規則正しい呼吸の音のほかにはなかった。

そうか、笑っていたか。

「笑ってましたか？」

「はい。笑っていました」

私は置いてきぼりをくらったような気持ちで、電車の窓から流れゆく街並みを見ていた。


その後、私が煙草屋の夫婦に会うことはなかった。その年のうちに店は更地となり、気がつくと駐車場の広いコンビニエンスストアになっていた。そのうち、みんなが通ってやってきた坂道の竹林もなくなった。

良太さんも数年後にはハーモニーを辞めた。てんかん発作が出るようになり外出先で意識を失うことが増え、すっかり出かける意欲がなくなってしまったと聞いた。ハーモニーの暗い喫煙室の椅子に座って、壁にもたれかかったまま眠っている良太さんの姿を忘れられない。煙草を持ったまま眠ってしまうので、指先までヤニの色で染まっていた。

あの場所に交錯していたそれぞれの時間。

所も登場人物も変わっていき、私は自分が、人々に起きた出来事や交わされた言葉を貯めこんでいく壺のような存在なのだと考えることがある。しかし、ひび割れた出来のよくない壺なので、ずいぶん多くの水がこぼれてしまったのは確かなようだ。

8　Mr.チャーリー☆スター

焼き肉屋は、油臭い煙のにおいが充満していた。

前の日、電話をかけてきたチャーリー・スターさんは「新澤さんに焼き肉、奢《おご》るから来てください」と誘ってくれた。彼の声は静かだった。ああ、そういうことかと私は理解した。

年明け早々、彼は計画を打ち明けてくれた。これまで一年半働いて貯めたお金を、二〇歳になった娘あてに送る。二〇万ね。夫婦の復縁を考えているわけではない。ただ、父親として上の子には成人おめでとうと伝えて、がんばれよと自分が働いて稼いだ金を渡したい。でも会わせてもらえないので、せめて書留で送る。

病気の勢いが治まってきて、ようやく働けるようになった。時給八五〇円だが、それでもできる限りのことをして貯めた二〇万円だ。子どもの成人祝いに父親として何かしたいのだ。それがチャーリーの計画だった。

わかれ道

チャーリーがハーモニーに顔を出し始めたのは、ハーモニーが竹林の坂の上にあった頃だ。細身のブラックのジーンズがよく似合う、お洒落な四〇代だった。哲也さんやチャーリーたちと一度だけ練習スタジオに入ったことがある。彼はドラムスだった。楽器からは遠ざかっているから全く叩けないと難しそうな顔をしてセットの前に座ったけれど、最初にドンと踏み込んだバスドラムの音が心地よく身体に響いて、楽器を触っていた人だと肌で感じた。哲也さんのオリジナルや、ストーンズの「ホンキートンク・ウィメン」か何かを一緒に演奏した。

バンドをやっていたのですかとたずねると、学生時代からやっていたよ、と教えてくれた。アマチュアとしてはいいところまで行った。渋谷の屋根裏、新宿のロフト、国立のリバプール。都内の名前の通ったライブハウスで演奏した。

「ニューウェーブ風かな。当時はやったバンドで言えばU2に似た音だったよ」

「そのバンドは、その後はどうなったの」

「ボーカルがソロになりたいと言って抜けてしまったんだ。まあ、引き抜かれたのかな。それで自然に消滅」

「なるほど。ありがちな」

「うん。よくある話だったんだ」

バンドは残念だったが、自分で見切りをつけたところもあった。大学卒業後すぐに結婚したし、二八歳で子どもも産まれたしね。

仕事は、声をかけてもらって始めた書店の雇われ店長だった。都内に一〇店舗くらいある書店だよ。本は好きだったんだけど、忙しかった。仕事は出来たほうだと思う。でも忙しい最中に病気を発病したのかもしれない。自分では有能で仕事をドンドン片付けているつもりなんだけど、気がつくとやり残した仕事が後に残り、雪崩のように押し寄せてくる。空回りだよね。自分では記憶にないのだけれど、職場では踊りを踊っていたらしい。上司は、そのことに気がついていたらしいよ。

三六歳の時が分かれ道だった。ずっと体の中にくすぶっていたエネルギーが爆発した。仕事を続ける気持ちがなくなって退職届を出し、家族を連れてディズニーランドに出かけた夜のことだ。

深夜、サービスが悪いと怒り出したチャーリーは、ホテルの部屋の中をめちゃくちゃに壊してしまう。その後コンビニにいたところをパトカーに乗せられ、交番まで連れていかれた。そして都心の病院の精神科に警察官通報で入院した。後に確定した診断名は双極性障害だった。

入院生活を終え、半年後に自宅に戻った時には、妻と二人の子どもの姿はなかった。

元の職場に復帰したが、前のようには仕事はできない。気力も出ないし、考えがまとまらず、退職せざるを得なかった。

宿泊したホテルの部屋でベッドマットを引き裂き、ボトルを投げ、鏡を割り、大声をあげ、壁に穴をあけたりしたことは大変なことだったが、その後、ホテル側との話し合いにより損害に対する相当な額を支払うことで社会的には決着した。

病気が判明したあと、医療者も身近な人たちも「それは病気の症状に操られていたからだ。チャーリーのやるべきことは治療に向けて力を尽くすことだ」と言い、彼もそれに従った。故意でも過失でもなく、チャーリーもまた病気の症状に振り回され事態に巻き込まれた人だった。責任という言葉が適当であるかは自信がないが、彼は彼のできることはやったように思う。それでもチャーリーはパートナーや子どもたちと別れることになった。

焼肉パーティー

これまで、病気がキッカケになって肉親や友人たちとの関係が切れてしまった人たちと出会ってきた。

幻聴や妄想に振り回された理解されにくい言動のせいや鬱《うつ》で動けなくなったからだけではない。長期の療養生活のために仕事や収入を失うことであったり、年単位の長期の入院であったり、さまざまな理由で人と人の関係の糸は切れてしまう。病気を言い出せなかったり、上手く説明できず逡巡することさえ、誠実でないと責められることもある。

ハーモニーでの仕事が長くなるにつれて、私は病に罹《かか》った人の方に気持ちが寄っていったのかもしれない。病気がキッカケで何かを失ってしまった話を聞くたびに、やり切れない気持ちになった。

しかし、今一度考えるならば、その理不尽さは「病を得た者」「立ち去っていった者」のどちらのせいでもない。去っていった人たちもまた、親しい人との関係を失った人でもあるからだ。ディズニーランドにほど近いホテルで、深夜に暴れるチャーリーをただ見ているしかなかったパートナーと幼い子供たちは、何を感じただろうか。そして、子供たちはその後の年月、不在の父にどんな思いを抱き続けたのだろうか。

「立ち去っていった者」もまた、病という出来事の矢面に立ったのだ。

精神の病を残酷だと思うのはこんな時だ。


「もし、貯めた金を子どもに渡すことが出来なかったら、新澤さん、残念会につきあってくださいよ。焼肉を腹いっぱい食べさせてあげますよ」

それが、チャーリーと私の焼肉パーティーの約束だった。

結局、二〇万円の入った現金書留は開封されることなく、送り返されてきた。

そして、農業大学前の角にある焼肉屋は賑やかな学生たちであふれ、どちらかというと地声の小さな私たちは、声を張り上げないと話が出来なかった。チャーリーの子どもたちも、この学生くらいの年代かもしれないと想像したら、この店こそが残念会にふさわしい場のようにも感じられる。彼は幾分、疲れているようにみえたが笑顔だった。

私たちは静かにジョッキを傾け、もう食べられないほどに肉を食べた。


チャーリーが、リサイクルセンターでの仕事について話してくれたことがある。リサイクルセンターは崖線《がいせん》を下った細い川沿いにあって、最寄りの駅からはずいぶんと離れていた。

彼は雨の日も風の日も自転車で通った。私は川の北側の急な坂道を思い出し、疲れた身体でそれを登っていく彼の姿を想像した。

ゴミ収集車が集めてきたガラス瓶を色別に選別し、粉砕機にかける。瓶には「透明」「茶色」「緑」「黒」、さまざまな色がある。夏になると瓶の底に残ったジュースや酒が腐敗したが、その臭いも感じなくなった。重たいコンテナボックスを運び続けるうちに、腕は少しずつ太くなっていった。

やってもやっても瓶は尽きることなく届き、自分より年配の男たちに混じって、ただ身体を動かし続ける。ケガをしたり腰痛になった時は参ったが、できるだけ休むまいと心に決めていると言った。

二〇万円はそうやって貯めた。

焼肉屋で奢ってもらってから数か月後、チャーリーはリサイクルセンターを辞め、ハーモニーからも離れていった。人づてに、腰痛がずいぶん悪化したと聞いたが、会うこともほとんどなくなっていた。

再会

嬉しいことに最近、私はチャーリーと再会できた。今度は私の奢りで、焼き肉を食べた。一五年ぶりだ。

チャーリーはずいぶんと丸くなっていたが、相変わらず穏やかでやさしい声をしていて、相変わらずよく飲み、よく食べた。その後も妻や子たちと会うことはできなかったが、インターネットで息子の名前を検索したりすると教えてくれた。

いくつかの作業所に通ったが、リサイクルセンターの時のように、命がけで働くことはもうしない、もう六〇代も真ん中だからね。地味に暮らしたいよと笑った。

9　水平の虹

激しい雨のなか、大仏さんをアパートまで迎えに行き、斎場へ車を走らせた。

大仏さんのお母さんの旅立ちは、うらやましくなるくらいに何もなかった。祭壇も花も念仏も必要ない。亡くなった者と生きている者だけ。数時間後には白い骨と壷が残る。

彼と彼の職場の総務の人と私の三人でゆっくり焼きあがるのを待って、沢山話をしてお骨を拾った。葬儀社の人が九二歳にしては骨が立派だと褒めていた。

待っている間に雨もあがってホッとした。大仏さんは一〇〇均で買った赤い派手な袋に骨壷を入れて帰るという。車のトランクの真ん中に、骨壷を入れたその袋を載せた。

他に車のいない朝の駐車場で大きくハンドルを切ると、水滴で光るフロントグラスの正面に七色の光が待っていた。虹といってもアーチではなくて、虹色の帯が空をまっすぐに横切っている。不思議な形だ。

「ああ、虹が出とるわ」　大仏さんがポツンと言う。

水平に出る虹は、地震の前触れとかいう言い伝えがあるよね、などとつまらないことを言うのは私だ。大仏さんとお骨になったお母さんと車に乗っていると、つい地震のことが頭をよぎり、口走ってしまう。そんな自分が短絡的で申し訳ない気持ちになる。

大仏さんは阪神・淡路大震災のあと神戸から世田谷にやってきて、お母さんと二人で川べりの公営住宅に住んでいた。

「地震のとき、虹、出てたかな、わからんな」

なにしろ、当時はもう統合失調症を発症していて、夜は眠剤を飲んでグッスリ眠っていた。だから、地震で揺れた瞬間は気がつかなかったよ。目が覚めたら、倒れた家具の隙間にいてビックリしたよ。それに救助隊がいた。

どこかでお母さんが僕の名前を呼んでいた。僕もババ、ババと呼び返したよ。救い出されるときに見たら、壁も倒れたところがあったりして、これでよく助かったなと思ったよ。そんなふうに話してくれた。

環状七号線に出て、北に向かって行く頃には虹は色彩を失い、空の色に混ざっていく。

「虹、おかあさんにも見えたかな」

「煙になった時に、虹の横っちょを通ったかもしれんね」

大仏さんと私は小学生の子ども同士のような他愛のない会話を続けた。私は彼といると気持ちがほぐれる。同じ歳だとか、隣町に住んでいるとか、西の方で産まれたとか、そんな共通項があるというだけではない。私は彼の口をついて出る言葉に込められた、覚悟のようなものが好きなのだと思う。ちょっと聞いただけでは冗談だと受け流してしまうのだが、彼が痛みと落胆の中で見つけた実感が、言葉に籠っていると感じる。

焼き場からの帰路は少し渋滞していて、ファミレスで休憩して帰った。お骨をトランクに残して車から離れるのも居心地が悪くて、車の見えるところに席を取ってもらい、お母さんの最期の日のことなどをとりとめなく話した。

膵臓に癌の見つかったお母さんは、病院に入院した時にはもう手の施しようがなかった。この注射を打つともう死んじゃうんだなという注射を打たれて、眠るように亡くなった。でも、手を握って、ありがとうって言えたから悔いはないね。

ふたり暮らし

大仏さんは神戸の兵庫区で生まれた。下町かなと言う。実家はパン屋をやっていた。パン屋といってもパンや食料品を仕入れて売る小売で、祖母と母が中心になって家族で経営していた。父は朝から酒を飲んでどっかに行ってしまうような人で、家を空けると何日も帰らず、帰ってきたら必ず母と大喧嘩だった。

母は働きづめで、父がそんな感じだったので、お手伝いさんに育てられた。僕はほぼ放置されていたみたいだ。それで読み書きが苦手で小学校の時には全く勉強ができず、いじめられたりしたかな。中学からはいじめられることはなくて、漫画が好きで友達とプラモデルを見に行ったり虫取りをしたりしたな。

　犬が壁を抜けて入ってくるというおかしな妄想に取りつかれたことがあった。母が神戸では高名な先生のところに連れていってくれて、診察を受けた。それなのに酔っぱらった父が、この子はそんな病気じゃないと先生に殴りかかったので、僕は治療を受けるキッカケがなくなっちゃったんだよ。先生がもう来ないでくれと言った。

　その父は酒の飲み過ぎで肝臓を壊し、母と離婚し、須磨の方にアパートを借りてもらって、そこで死んだらしい。肝硬変で亡くなるまで飲み続けたと聞いた。

　工業高校を出て派遣の会社に入った。サンヨーの電子部品を作る工場で、夜の間、工場の機械が正常に動いてるかどうかを見回る仕事をしたんだ。

　何もしないのが仕事。製品自体は機械に自己補正装置がついているので、実は大丈夫なんだよ。どちらかというと不審者が侵入していないかなどを見て回る。機械のメインテナンスは社員がするので、ただいるだけでいい、そんな仕事だった。それで結構、良い収入になった。手取りで二〇万円以上だからね。沢山の物を買った。クラブに遊びに行ったり、服を買ったり、カラオケで歌を歌ったり、同じ派遣の友達とどんちゃん騒ぎをしていた。大阪の淀川区の派遣会社の寮でね。風呂なしのアパートで合宿生活みたいだった。

　そんな生活をしているうちに、人間関係でおかしくなり幻覚や妄想が現れるようになった。それが本格的な病気の始まりだ。仕事を続けられなくなって、会社からの連絡で母が迎えに来てくれた。そして入院。入院生活は三年ぐらい続いたかな。

退院後は長田区の住宅に住んだ。僕は三〇歳になっていた。母はもうパン屋をやめて二人で生活保護を受けた。僕はほぼひきこもりのニートだったよ。

そんな母との暮らしが続いていた一九九五年一月、地震がおきた。

地震のあと

長田区は神戸でも最大の火災による被害があった場所だ。自分ちは火がでなかったのは運がよかったな。ケガはガラスの破片が足にささったくらいで大したことはなかった。

近くの中学校の体育館が避難所になっていた。困ったのは精神科の薬だよ。部屋がつぶれてしまったので薬がない。奇跡的に避難所に同じ病院にかかっている男の人がいて、同じ薬を処方されていて、俺は来週病院に行けば大丈夫だからこの薬を飲みなさいと一週間分の薬を分けてくれた。助かった。

二日後には母の腹違いの妹の息子、つまり僕のいとこが東京から僕らの避難所を訪ねてきた。東京に来たら応援すると言ってくれた。そんなわけで僕と母は着の身着のまま東京に来ることができたんだよ。

新幹線がまだ全線復旧していなかったので山陽本線で岡山まで行き、岡山から飛行機に乗った。東京に着いて、まず新宿の都庁に行った。正確にはわからないが、何百人かの人たちが東京にやってきたと思う。「みなさん安心してください」って言われ、住むところも準備してくれた。

大仏さんはお母さんと公営住宅に住み、デイケアや作業所に出かけるようになり、ハーモニーで私とも出会った。

震災で住み慣れた長田区を離れたけれど、そのこと自体は残念ではないと話してくれた。地震をキッカケに上京し、以前とは全く違う生活が始まった。通院以外には外に出なかった生活が一変した。そうなるように決まってたんだろうと大仏さんは言った。

ハーモニーには修三さんもいた。朝早く、香風荘の修三さんの部屋を訪ね、一緒に渋谷に行ってもらった話は私も二人から散々聞かされた。大仏さんが高い服を買おうとして、修三さんには、似合わないぞ、自分の金は大事にしないとダメだと止められたけれど、最後は修三さんを説き伏せて高いスーツを買った。

修三さんと勝一さんと三人で、コロラドに行くのも楽しかった。コロラドには二人の看板娘がいて、修三さんが、ちょっかいを出すのを横で見ていた。いつも、店長が嫌な顔するまでコーヒー一杯で粘ったものだった。

当時の大仏さんには少し変わったところがあった。ハーモニーのリサイクルショップの椅子に座り、一日中、本を読んで過ごしていた。マイクロソフトの創始者ビル・ゲイツやパナソニックの松下幸之助の立志伝。それから速読法とか大脳の活性化などの潜在能力を引き出すハウツー本が多かった。デパートで買ったブランド物のダブルのスーツできめて、難しい顔をして本を眺めている。そんな時はちょっと近寄りがたいオーラが漂っていた。何か自分の中の特別なモノを開花させるべくトレーニングに励んでいる修行者の風情だった。

そうはいっても私には大仏さんの話は面白かった。ある日、内緒だよと前置きして、彼が進めている「逆玉の輿計画」について教えてくれた。これからの人生を喰いっぱぐれないために、お金持ちの高齢女性と交際してゴールインするというプランだ。女友達も年齢の高い人を選んでいるとのこと。私は「大仏さんは誰にでも分け隔てなく接する優しいところがあるし、ハーモニーの女性たちの評判も上々だから、その計画はなかなか実現性があるんじゃないの」と無責任なことを言ったりした。

脳の活性化が成功して大富豪になる計画がうまく行かなかった時の策が「逆玉の輿計画」だったらしい。

最近、「そういえば、あの計画はどうしたの」とたずねると、大きく顔の前で手を振って「ダメダメ！　お母さんの老人ホームのお年寄りたちに話を聞いたら、『あんた何言っているの？　私たちのような年寄りでもお金のない人は嫌なのよ』って相手にしてもらえなかったんだ」と教えてくれた。

「だって、大仏君。お金がなくてもありそうに見せるのも計画じゃなかったの？」

「それがね。あなたにお金がないのは一目でお見通しだっていうんだ」

「すごいね。なんでもお見通しなんだ。透視されてるみたい」と私は笑った。

出会って数年後、大仏さんはハローワークで仕事を探し、念願の独り暮らしを始めた。私鉄沿線の急行の停まらない駅、商店街の外れの小さなアパートだったが、それでも週一回は川沿いの公営住宅に帰り、お母さんの身の回りの世話や、ヘルパーの手配をした。このころ、夕暮れの団地の前を車で通ると、お母さんの手を引いた買い物帰りの大仏さんに遭遇したものだ。

それでも、おかあさんの衰えを止めることは難しかった。誰か怪しいものが入ってきて家の中を荒らすと騒ぐので、病院で診てもらったところ認知症と診断された。ヘルパーも家に独りでいるのは難しいだろうと言うので、施設に入居することになった。

その後、大仏さんは職業訓練校に通ったりパソコン操作を学んだりした。パソコン教室で初歩の入力作業を憶えたことが功を奏して、警備会社に障害者雇用の枠で採用され、現在もそこで働いている。

大仏さんは、お母さんが特別養護老人ホームに入居した頃に川沿いの住宅に戻った。そして、今もそこから仕事に通っている。時々、いろいろなことを考えこんでしまって調子を崩したりすると、「今日、行っていい？」と電話をかけてハーモニーに顔を出してくれる。

コタツの上

職場では良い上司に恵まれた。部長は仕事の終わりに振り返りの時間を作って、その内容を「大仏ノート」としてまとめ、職場内で回覧してくれたという。そのため、大仏さんが得意なこと、苦手なこと、困っていることなどを課内の人たちにわかってもらうことができた。

彼自身にも、長く働き続けるための知恵があった。会社の人が自分のことを噂したり、仲間外れにされているという気持ちに押しつぶされそうになると、社屋の三階の目立たないトイレの個室に入る。そこが昼休みの大仏さんの居場所だ。大好物のコーラを持ち込むばかりでなく、本を読んだり、弁当を食べたり、昼寝までする。誰の目にも触れない場所でひと休みするのが彼の休息だ。昼休みが終わると、何事もなかったかのように出てくる。

ハーモニーのメンバーミーティングでその話をしてくれた時には盛り上がった。「ハーモニーとは全然、違うよ、会社はね。私語がないんだ。弱音なんて吐けないよ」と大仏さんは言う。メンバーたちは笑ったけれど、思いあたることの一つや二つはあったに違いない。

習慣になったトイレ籠りは、職場に踏みとどまるための知恵かもしれない。そう話しているうちに、かるた札ができた。そのうちの一つが「歯車はガチガチだと動かない　少し余裕があって動くんです」。絵札には、アイスクリームや団子を頬張りながら洋式便器に座って笑っている大仏さんが描かれている。

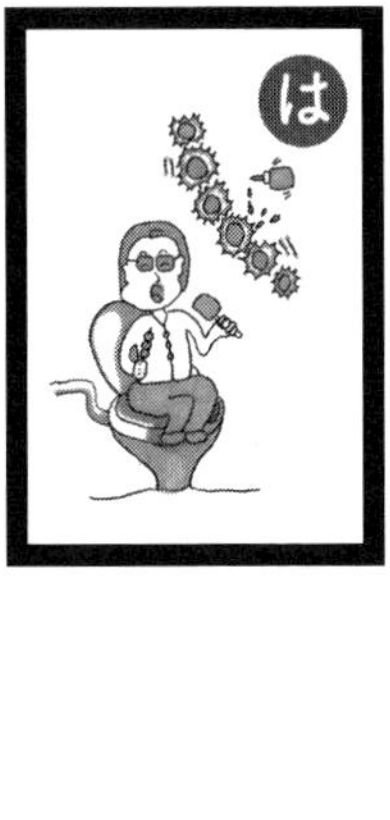

最近になって、大仏さんに「トイレはどうです?」と聞いてみたと

ころ、上司が代わってからは警戒されて、三分以上トイレに入っていられない雰囲気なのだと教えてくれた。そのかわり「気持ちがふさぎ込むと最寄り駅にある高級住宅地にお金持ちを見にいくんだ。マダム鑑賞だね」と笑う。相変わらず、どこまで本気なのか冗談なのかわからない。

そして、こんなふうにも言う。「六〇歳を越えた今、これからの夢は友達を作ること。一緒にジャズ喫茶などに行ける友達。僕は器用にいろいろなことは出来ないので、大変なことはロボットに任せて、誰もが好きなことができる世界が訪れるといい。自分が自由に使える時間ができたら、世の中の困った人を救うために生きていきたいなあ」


あの雨の日に斎場から持ち帰ったお母さんのお骨は、今も川沿いにある大仏さんのアパートで、彼が寝起きしている和室のコタツの上に置いてある。冬になると、大仏さんはコタツで温まりながらお骨の前で眠る。

私は彼の部屋を訪ねると、和室をちょっと覗《のぞ》いて、お骨がそこにあるとホッとする。そして「お久しぶりです」と声に出して挨拶をしたりするのだ。「ここは駅からずいぶんと離れているけれど、お母さんのお骨といっしょに暮らしていけるからね。とりあえず、クビになるまで働くよ」と彼は言う。

私と大仏さんと、二人とも仕事を辞めたら、一緒にジャズ喫茶に行くのが、さしあたっての私の夢だ。

10　失踪の心得

修三さんには、埼玉から金の無心にくる春美さんという姉がいた。兄二人、姉三人で修三さんは末子だった。兄二人はすでに亡く、姉たちは嫁いで家族を持っていた。年子ですぐ上の姉の春美さんにも、年下の夫と息子がいたが、一〇年ほど前に修三さんと同じ病になってからは、すべてがうまくいかなくなってしまったそうだ。

春美さんは幻聴に悩まされていて、悪い女たちに襲われると怖れて夜中に大声を出したらしい。それで一家は長く住んだアパートに住めなくなってしまった。夫は料理人だったが、商売が上手でなく、せっかく持った店も畳んでしまった。そんな経緯もあり、一家は埼玉の土木業の盛んな小さな町で生活保護を受けて暮らしていた。

週の終わり、ハーモニーの店内にあったピンク電話が鳴った。

修三いますか？　しゃがれた声が聞こえてくる。時々、かかってきていたので聞き覚えのある声だ。はい、春美さんですねと応対し、受話器に手を当てて修三さんの方をうかがうと、彼は少し肩をすくめてゆっくりと立ち上がって電話口まで歩いてきた。

姉ちゃんが来るって言うんだよ。電話が終わるとポツリと話してくれた。子どものこともあるし金がかかるって。それ以上のことは、あまり聞かなかった。聞いてはいけないことのような気がした。修三さん自身は煙草を少し多めに吸うぐらいで、物には執着がなく、豪華な食事を好むわけでもなかった。どちらかというと口座にお金が残るほうだ。「甥っ子に金がかかるのは仕方ないんだけどな」。そのあとの言葉を彼は飲み込んだ。

ふた月に一回ほど電話が鳴り、お姉さんは何度か世田谷にやってきた。お世話になっているからと私に挨拶に来てくれたこともあった。修三さんと同じく小柄で、目が大きい女性だった。ほとんど夫と息子のことを話してハーモニーの裏口で万札を受け取って帰っていった。

修三さんの病気

「しんちゃん、ね。シッコが赤ワインみたいなんだよ」

トイレから出てきた修三さんが言ったのは、その数年前の年末のこと。かかりつけの内科から大きな病院に紹介され一緒に内視鏡検査に行ったのは、年明けだった。

検査の結果が出て泌尿器科に呼ばれた時には、友達たちも病院に押しかけ、一緒に診察室に入った。人の好さそうなドクターは少し当惑した様子だったが、事情を話すと笑って我々を受け入れてくれた。画面に映した膀胱の中の画像を、少し光量を落とした部屋の中で一枚一枚見せながら、修三さんに向かって「この、もやもやっとしたのが表在性の膀胱がんで、大きさは二ミリ程度です」と宣告したのだった。あっという間に入院と手術が決まった。

ナースステーションで細かな必要事項を確認し、一階のピロティにある喫煙所に遅れて降りていくと、周囲に響きわたる大声で修三さんと仲間たちが笑っていた。心配で心がつぶれそうなのに笑うしかない、という時がある。そんなバカ騒ぎだった。

勝一さんが、「修三、今、しんちゃんが遅れてきたのは修三がもうダメですねって先生と話してたんだよ」とちょっかいをいれると、「なーに、言ってるんだ。勝一も糖尿でここに入院させる相談してたんだよなあ、しんちゃん」と反撃をする。他のメンバーも、お陀仏だの大手術でひと月は出られないとはやしたてる。お前が死んだら、あの時計は貸した鍋の代わりにもらうぞとか、修三と勝一は「ある愛の詩」みたいだ、などと冗談ですまない雰囲気になってきたところで、やっと要件を話すことができた。

私はゆっくりと「ガンは小さなものだから、危険はないし、おなかをメスで開くわけじゃなくて尿道から内視鏡を入れて電気メスで切る。入院は五日から一週間だと先生は言っていた。明日、そのことを保健師とワーカーに伝えて協力をお願いする。それから直前にクリニックに行って、入院期間の分の精神薬を持参して入院することになるそうだよ」と伝えた。息をのんで聞いていた勝一さんが、「なんだよ。おめえ、死なねーのかよ」と修三さんの腹を肘でつついた。「おお！」と大きな声で修三さんは言い、みんなで駒澤大学前の駅まで歩き、一緒にラーメンを食べた。

精神薬と紙袋二つ分の荷物を持って修三さんは入院し、医師の言ったとおり短時間で手術は終わった。立ち合いを引き受けてしまった私は、膀胱から切り出された「もやっとしたもの」を見ながら医師の説明を聞いた。

物珍しさもあって仲間たちは毎日のように見舞いに行き、看護師に注意されながら修三さんを散々からかって時間をつぶした。といっても、賑やかな入院も最初の一回だけだった。その後、修三さんが亡くなるまでの五年の間にがんは少なくとも四回は再発した。手術のたびに一週間程度入院したが、やがて付き添いは私だけになり、そのうち一人で出かけ、一人で帰ってくるようになった。表在性の膀胱がんは本当に嫌になるほど再発を繰り返した。

春美さんのこと

修三さんがハーモニーに顔を出すようになって数年、少しずつではあったが元気を取り戻したように思えた。しかし統合失調症の治療に加え、何度かの癌の再発、ほかにも酷い腰痛と糖尿病の治療が彼の日常だった。若い頃から続いている、目がチカチカして急に倒れてしまう症状も彼の日常を脅かしていた。

姉の春美さんからの連絡が途絶えたのは、そんな最中のことだった。あんなに金のことばかり言っていた姉さんから電話がかかってこなくなった。こちらから電話しても誰も出ない。旦那も息子もいるんだから電話に出ないのは何か良くないことがあったのかもしれないと修三さんは言った。

苦労続きの修三さんからお金を借りていく姉さんなのに、修三さんはそれでも春美さんが気になるのか。私は釈然としなかった。しばらく放っておいてもいいだろうに、と心のどこかで春美さんを疎ましく感じてもいた。そんな気持ちを見透かしたように彼は言った。

「ねえちゃんと俺だけなんだよ。上の兄貴や姉貴たちはうちが倒産する前に学校も出してもらったし、いい目にあってるんだ。ねえちゃんと俺は何もしてもらわないうちに追い出されて、ふたりっきりなんだよ」

私が思いついたのは、春美さんの住む町の福祉事務所に電話してみることだった。

修三さんに隣にいてもらって、先方の名前と住所を電話口で伝え、担当のケースワーカーに繋いでもらった。修三さんと勝一さんと作業所の厨房のダイニングに座って、インスタントコーヒーを飲みながら、ワーカーに電話が回されるのを待った。

話はすぐに終わった。

「ああ、その人、先月亡くなってますよ」

それだけだった。午後の光が隣のビルの隙間から厨房に差し込んでいて、遠くでラジオの音が聞こえていた。

私は一瞬、どうしていいかわからず、聞いた言葉をそのまま復唱した。修三さんは泣くでも笑うでもなく、曖昧な表情を浮かべて「嘘だろ」と呟いた。私はもう一杯、彼らにインスタントコーヒーを淹《い》れ、三人でゆっくり煙草を吸った。

しばらくの間があって、勝一さんが「修三、飯食いに行くぞ」と言い、修三さんが「なんだよ。食うって言ったって俺の金で食うんだろ。よし、食いに行くぞ」と返事をして、ふたりは立ち上がって帰っていった。自分の軽率さを後悔したが、もうどうしようもなかった。修三さんは小さく「新澤さん、ありがとう」と言った。私はいつものようにしんちゃんと呼んでくれればいいのにと思った。そして二人は何事もなかったかのように、いつものようにゆっくりと図書館に向かう夕方の坂道を下っていった。

次の週末、修三さんと勝一さんは電車で片道二時間かけて春美さんと家族が住む町を訪ねたという。

年賀状の住所を頼りにたどりついたアパートにはすでに人は住んでおらず、春美さんのパートナーと息子の姿もなかったそうだ。わずかにアパートの郵便受けにパートナーの苗字らしきものがあったと教えてくれた。

勝一さんは私にアパートの様子を伝えようと、ボロボロだのボウボウだの言葉と身振りを駆使して話してくれた。

私は、今度は一緒に平日に行こうか、福祉事務所を訪ねれば、もう少し彼女の最後のことがわかるかもしれないよ、と提案してみたけれど、修三さんは「もういいよ。いないのがわかっただけで」と答えるだけだった。

死に顔を見ることもなく、形見が残されたわけでもなく、参る場所もわからないまま、もうあなたのお姉さんはいませんとある日人づてに聞かされ、日常はいつもと変わらず過ぎていく。私はすぐ隣に座って爪の垢をほじくっている修三さんの横顔を見ていた。

寝逃げ

その後、ハーモニーは駅前に移転し、ほぼ同時期に香風荘が取り壊されることになり、修三さんも駅の近くに引っ越した。探せば風呂付きの物件も見つかっただろうが、彼は住む場所にはほとんどこだわりがなく、ハーモニーに近いことが唯一の希望条件だった。ハーモニーの物件を世話してくれた地元の不動産屋に頼むと、すぐに見つかった。

今度は一階で、アパート備え付けの洗濯機があったので嬉しそうだったし、なにしろ今度はエアコンが最初からついていた。おいしくはなかったが最初から配食のお弁当を届けてもらった。

ちょっと遠出をすると眩暈《めまい》がひどくてすぐに倒れてしまうので、そんな時は部屋に帰って薬を飲んで眠るしかなかった。内科の検査では多少の偏りがあったが結果は健康の範囲内である。多少の偏りは「精神科の薬を飲んでいるのでこのくらいは許容範囲」だと言われた。

彼が愛用していたのは精神薬と睡眠薬の成分が含まれた赤い錠剤で、急速な鎮静効果と催眠効果があった（その後、乱用の危険があると製造中止になった）。ハーモニーのメンバーはその薬を「赤玉」と呼び、不調の時にそれで眠ることを「寝逃げ」と呼んでいた。彼は店番や公園の清掃などの作業には乗り気ではないのだが、「幻聴妄想かるた」を作り始めてからは、話し好きなこともあって、ミーティングに頻繁に参加してくれた。

「幻聴妄想かるた」では、ずっとつきまとわれている声のことを題材にした。キャバレー時代から悩まされている「どこかに行け」と命じてくる声だ。時にその声は海に飛び込めと誘ってくる。その体験を集団精神療法士の藤田さんが聞きとってくれて、みんなに披露し、絵を描いて札にした。

や　やはりかすかな声「待ってます」「ついてこい」五反田から江の島まで歩いてしまう

この話をする時の修三さんはしみじみしているのだが、どこか楽しそうな口調でもあった。あとから冷静に振り返れば呆れてしまうが、幻聴に振り回された若い頃の体験。それを面白おかしくメン

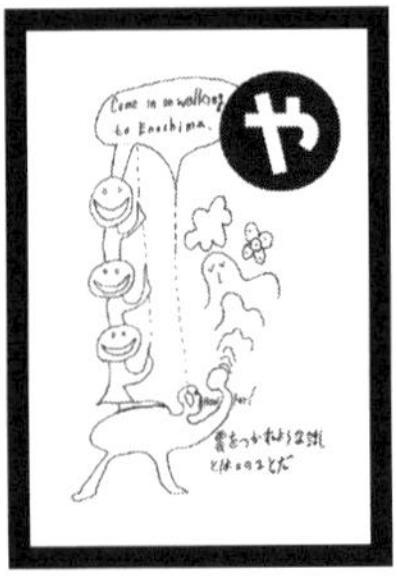

バーの前で語っていた。

私はそんな修三さんを見て、このまま彼を失踪に誘う声が消えてくれるように願った。私が協力することで住み家や食事が確保され、友人たちに囲まれたハーモニーでの生活が「失踪に誘う声」の勢いを下火にしてくれないだろうか。そう心から願っていた。

アボットとコステロ

時は気がつかないまま流れる。

「幻聴妄想かるた」が少しは知られるようになり、私たちの目指したとおり、メンバーの工賃を上げることに成功した。とはいえ、メンバーの日々の暮らしには大きな変わりはなかった。

修三さんは変わらずメンバーの輪の真ん中にいた。ただ、体の衰えは隠せず、ある時はお腹を下し、ある時は腰痛で動けなくなったり眩暈で倒れたりして、遠出は少なくなった。もうコロラドでメンバーたちが集うこともなくなり、ふだんは勝一さんと二人きりで過ごしていた。

勝一さんは、朝早い時間のバスでやってきて修三さんの部屋で一服し、彼を起こしてハーモニーにやってきた。転居しても香風荘の頃と同じで鍵はかかっていない。夕方も七時近くまで一緒に過ごして帰っていく。同じようなシャツをユニクロで買い、ジーンズだけはリーバイスを奮発した。

ふたりは、それぞれの苦労を分かち合うかのように寄り添っていた。調子のいい時はバスに乗って渋谷まで出かけてNHKに「スタジオパーク」を見に行った。年末年始もお互いのアパートに泊まり込み、コンビニのおせちを注文して、それをつつきながら紅白歌合戦を見て過ごしていた。

そんな時のふたりはとても穏やかだった。五歳になった私の息子にふたりでお金を出しあって、ウルトラマンの人形を買ってくれたのも、嬉しかった。

休みの日など、肩を組んで笑いながらフラフラ歩いている姿を目撃した。ハーモニーの近所の人たちにも「ああ、あの二人組ね」と知られることになった。お昼ご飯作りで助けてもらっているボランティアさんは、ふたりのことを昔のコメディ映画の名コンビになぞらえて「アボットとコステロ」と呼んだ。背が高くて色男のアボットが勝一さん、ずんぐりして目がクリクリしたコステロが修三さんだ。

それぞれに苦労は多かったが、長い旅路の末に出会った二人が肩を寄せ合って日々を送っていることが、私にはかけがえのないものに感じられた。病を得て、単身となり、町中で一人で暮らし続ける。ハーモニーの多くのメンバーに共通する人生の道筋だった。彼らがその時間をどんな思いで送っていくのか。それを、できあいの物語のように語ることを私は好まない。ただ修三さんと勝一さんの毎日は、「血縁としての家族」を持たなくなったあとの、人と人の寄り添い方を見せてくれているように感じていた。彼らを見ていると、「家族後」という言葉が頭に浮かんだ。家族ではないが、こんなふうに老いた友と暮らしていくのも悪くはないかもしれない、と。

だから、最後の日々もやはり、彼らしかったというべきなのだろう。そう思えるまで時間がかかったが、今ではそんなふうに思っている。

ある日、「勝一が俺の貯金全部、胃袋に入れちまいそうなので、通帳預かってくれないか」と悲痛な顔をして修三さんがやってきた。後ろの方では少し離れて勝一さんが憮然《ぶぜん》とした表情で立っている。いつもの柔和でにこやかな彼らの表情はそこにはなく、刺々《とげとげ》しい空気すら漂っていた。

スタッフが気づかないうちに、勝一さんの食欲はコントロールが難しいものになっていた。それが糖尿病の悪化なのか、妄想との闘いの果てのストレスのためかはわからなかった。ただ、彼はいつも腹を減らしていた。そのことは何となくわかっていたが、「配食の弁当をとったりして工夫しているよ」とか「煙草代を浮かして食べているよ」という本人のことばを私も鵜のみにしたのだ。

ハーモニーの昼ご飯では、盛り付けの頃になると勝一さんが現れ、大盛をリクエストし、欠席者がいるとその人の分まで食べるのが習慣になっていた。修三さんといる時もコントロールが出来なくなっていたようだ。

私はふたりに、どうしてこんなことになったか聞いてみた。自分の生活保護費のすべてを食べるものに使った勝一さんは「すっからかん」になって、修三さんに頼ったという。保護費の支給日までと約束して借りた金が返せなくなり、修三さんが一人分の食事代を出すのが当たり前になってきた。そして生活費に換算すると二か月分ほど余裕があった修三さんの貯金の残高は、みるみる減っていき、残りわずかになってしまったというのだ。

「修三がまだあるって言ったからさあ」と勝一さんは修三さんを見下ろしながら口を尖《とが》らせた。私は、勝一さんがこの窮地の原因が自分にあることに全く自覚がなさそうなことに驚いた。どちらかを責めて解決することでもないのに、私はつい勝一さんにきつい言葉をかけてしまう。

思えば、ずっと前から二人の関係は、修三さんが勝一さんに何かを食べさせることで成立していた。ヘルパーが入る前は、近くの銭湯のコインランドリーで洗濯を頼んだら、あんパンをひとつ奢《おご》る。流しにうず高く重なった皿とマグカップを洗ってくれたら、あんパンをもうひとつ食べさせる。それが日課だった。

ハーモニーの活動でも、勝一さんが少額の工賃を手に入れようと内職をしていると必ず、「おい、勝一。そんなしょぼいことはやめて帰るぞぉ」と声をかけ、「なんか食べに行くぞ」と言った。

修三さんは勝一さんを、ずっと食べさせ続けていたのだ。きっと、それが修三さんの自慢だったのだろう。精神障害の当事者が語る会などに登壇しても、「こいつは、今じゃ元気にやっていますが、ずっと俺が食べさせてやってるんですよ」と語って会場の笑いをとったりしていた。そして、勝一さんの食欲が暴走し修三さんの貯金が尽きた。

姉さんの春美さんが亡くなったことを聞いた時も、自分の膀胱に癌が見つかった時も、修三さんが勝一さんにかける言葉は「食いに行くぞ」だった。

願いに従い、お金の管理を手伝わせてもらうことにして、預金通帳をハーモニーの金庫で預かった。毎週月曜日には金庫から通帳を出してもらい、修三さんは銀行の窓口で一週間分の生活費を引き出した。彼は勝一さんがどんなに求めても断れるように最小限の金額しか下ろさないようにしたようだった。

相変わらず、平日の日中はいつも一緒だったが、勝一さんは土曜と日曜は自分の部屋に戻って配食弁当だけで我慢するようになり、日曜日の夕方には、それぞれ別々に電話をくれた。

眠れない夜

そして五月のある月曜日、修三さんがいなくなった。

いつもと同じようにハーモニーに顔を出した修三さんは、通帳を持って銀行に生活費を下ろしに出かけて行った。ところが昼になっても帰ってこない。いつもなら銀行の帰りにスーパーに寄って食料品を仕入れてくるのが日課になっていた。駅前のハーモニーだから銀行もすぐ近くだ。さっそく回ってみたが姿はない。気の早い勝一さんは「修三は江ノ島に行ったんだよ」と半分真顔で話す。江ノ島はかつて修三が幻聴に導かれて死にに行ったところだ、ヤバイよヤバいよ、と繰り返した。

最近の修三さんは目がチカチカして調子が悪くなることも多く、一人で出かける機会はめっきり少なくなっていた。親しくしていた他のメンバーに聞いてみても、知らないよと言うばかりだ。

少しずつ心配になって、スタッフも、数少ない修三さんの外出先であるクリニックに出かけてみたり、相変わらず鍵のかかっていないアパートの部屋を訪ねてみたが、受診した気配はなくアパートにも姿はなかった。

部屋には薬は沢山残っていた。どうやら前の週末に受診したらしく、彼の頼りにしていた赤玉は、擦り切れた畳の上に束になったシートのまま投げ出されていた。不思議だったのはアパートの部屋の真ん中に愛用のジーンズが脱いだ時のままの形で床に落ちていたことだ。机代わりに使っているこたつの上には、汁の残ったカップラーメンが放置されていて、嫌な臭気を漂わせていた。

その晩はスタッフも勝一さんも眠れない夜を過ごした。翌日、私は三軒茶屋にある世田谷警察署に行き、捜索願を出すことにした。対応してくれたのは、観月ありさに似た若い署員で、丁寧に話を聞いてくれた。身体にある傷や利き手や血液型などを尋ねられたが、私は、修三さんのことを何も知らなかったことに気がついた。そもそも彼の身長は、どれくらいだっけ。勝一さんより低いが、私とはどちらが高かっただろうか。

「そんなに細かく記録するんですね」と問う私に、彼女は、「ご遺体が上がった時には、損傷がひどい場合もありますから、指の爪の一本の形、下肢の痣の一つが特定の決め手になります」と、こちらの気持ちが萎えてしまうようなことを教えてくれた。そして、何か見つかったら確認にご足労願うことがありますが行っていただけますか？と聞かれた。うろたえた私は「東尋坊はＪＲで行くと何線ですかね」と変なことを聞き返した気がするのだが、彼女の返事は憶えていない。

水曜日のミーティングでは行方のわからなくなった修三さんのことが話題の中心になった。集団精神療法士の藤田さんがみんなの言葉を順番に引き出してくれた。前の週に体調が悪くて幻聴が聞こえると修三さんが言っているのを聞いたメンバーがいれば、戸田の競艇に誘われたというメンバーもいた。また、常に希死念慮に悩まされているメンバーの一人は、薬の大半を置いていったところをみると服薬自殺はないだろうと冷静に分析して、みんなの賛同を得た。

当時はメンバーの半数ほどが携帯電話を所持していたが、修三さんは持っていなかった。彼が携帯をもっていればというのが、ミーティングに参加したメンバーの共通の後悔だった。困っているなら、公衆電話から連絡の一つもよこすだろうと期待しながら、出るのは溜息ばかりだった。自分の将来を否定されたり指示されるような幻聴に襲われたら、友達に連絡する余裕なんかないよね、と。

帰還

結局、修三さんは金曜日の夕方に帰ってきた。

昼どきに電話が鳴った。受話器をとると小さな声が聞こえた。

「ごめんなさい。帰っていいですか」　修三さんの声だ。

「今どこにいるの？」　私はたずねた。

「上野ハローワークでね、怒られちゃった」

「迎えにいこうか？」

「大丈夫だと思う。ずっと幻聴にやられてたけれど、もう大丈夫」

「絶対帰ってきてください。ご飯残しておくから」

夕方、紙袋を一つ持って修三さんはハーモニーに帰ってきた。ずいぶん憔悴《しょうすい》し、痩《や》せて、無精ヒゲも伸びている。気持ち悪い、吐きそうとトイレに入って、しばらく出てこない。メンバーから「よかったね。おかえり」と声をかけられても表情は硬いままだ。

煙草を吸いに行ったり、座ってもすぐに立ち上がったり、落ち着かない様子だったが、問いかけると少しずつ話してくれた。

銀行を出たら、出かけるようにと幻聴が聞こえ始めた。

上野、新宿、町屋、渋谷。サウナを泊まり歩いた。窓から外を見ると飛び降りたくなったよ。

昔の友達を訪ねたり、仕事を探しにハローワークに行ったりしたが、町は二〇年前とすっかり変わっていて、まるでわからなかったんだ。

「二〇年ぶりに高田馬場に行ったけれど知った顔がいないんですよ」

「どうして、高田馬場に？」

「昔、世話になった手配師を探して、日雇いの仕事をもらおうと思ったんだけど、まったく変わってしまった。最後に上野で怒られたんだ」

「でもね。帰ってきてくれてありがとう。修三さん、ありがとう」


ありがとうと私は何度も言った。幻聴に惑わされ自分を失い、大きな声で怒鳴られ我に返った時に、私たちのいるハーモニーを思い出し、帰ろうと思ってくれたことだけで、泣き出してしまいそうだった。

私は止めていた宅配弁当の再開を手配し、クリニックと世田谷警察と区役所に連絡をした。電話で観月ありさに似た署員に修三さんの無事を知らせると、歓声をあげて喜んでくれた。

修三さんは、その間、ソファーで正一さんの肩に顔を埋めて、長い時間、声を立てずに泣いていた。

次の週のミーティングで、四か条の〈失踪の心得《こころえ》〉をみんなで一緒に作った。

失踪しないためではなく、もし生き残るために失踪しなければならない時があっても、無事に帰ってくるためにはどうしたらいいかという心得だ。

その1　「失踪するかも」とあらかじめ言いふらしておく
その2　人から声をかけられるように心がけること（例：目立つ格好でフラフラする）
その3　人から怒られるのは効果大
その4　携帯電話を持つこと

その2とその3は、修三さんが失踪の最後にたどり着いた上野のハローワークで、大きな声で怒られて我に返ったことから考えついたものだった。そしてこの心得をもとにかるたを作った。

も　もしも失踪するときは、周りに相談しながら進めていくのがいいと思います*

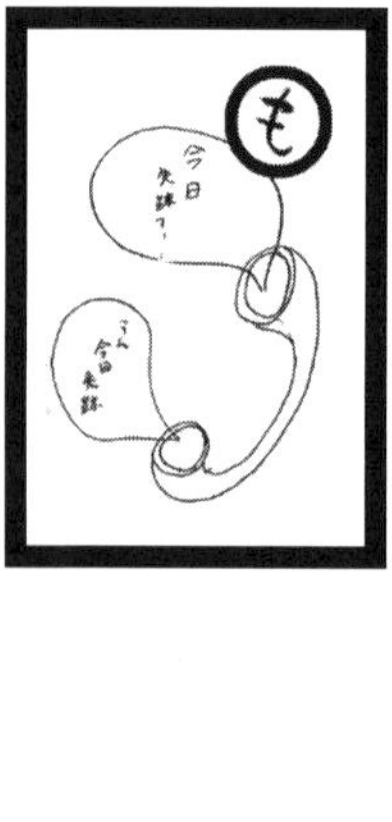

その後、心得その4の教えにしたがって、修三さんは勝一さんと一緒に三軒茶屋に出かけ、お揃いの携帯電話を買った。

いまさらだが、私は修三さんが失踪した本当の理由は、勝一さんに彼の喜ぶものを食べさせ、ビールを好きなだけ飲ませたかったたか

*『新・幻聴妄想かるた』より

らだろうと思っている。銀行に行ったが口座の残高が少なく、そのことが悲しくて、発作的に二〇年以上前の日雇い時代の知り合いを探して仕事をもらうために都心に出たのではないか。そのうち幻聴に邪魔をされ、帰るに帰れなくなった、ということなのではないか。

自分のお金を全部失っても、それでも勝一さんの笑顔を見たかったに違いない。そう勝手に思っているが、本当のところはもうわからない。

おわかれ

修三さんは失踪から六か月後、その年の年末に旅立った。

失踪当時からあった腹痛が続き、さらに長年、苦しめられた腰痛がぶり返したりしたので、一一月に検査のために入院した。腹痛はおさまったが、腰痛の治療のために神経ブロック注射をすることになった。二回の処置にもかかわらず腰痛は好転しない。

はやく家に帰りたいという修三さんの希望に押されて、年末に退院することにした。病院からも早く退院を、と言われるのでどうしようもなかった。

そして修三さんは車椅子に乗り、自宅に帰ってきた。すぐに法人のホームヘルプ事業に頼んでヘルパーに行ってもらうことにした。

退院して一週間後の日曜日の昼頃のことだ。勝一さんの携帯から着信があった。

「修三んちに来たら、あいつ寝転がって動かないんだ」

「昨日も来たんだが、昨日から同じ姿勢で寝てやがる」

私は勝一さんに、そのまま携帯電話を持って外に出て、一一九通報をすること、そして一番近い電信柱に貼ってある住居表示を一一九番に向かって伝えるよう頼んだ。失踪事件のあと、ふたりが今後の失踪に備えてお揃いで買った携帯電話。こんな時に役に立つとは皮肉なことだった。

搬送先に駆けつけたが、蘇生処置でも停まった呼吸は戻ることはなかった。

心臓マッサージの終了の同意を求められたので、勝一さんの方を向いて「いいよね」とたずねたのを憶えている。あのとき、勝一さんはなんと答えただろう。それを忘れてしまったのが少し悔しい。

憶えているのは、彼が息の止まった修三さんを前に、「修三の履いてたGパン、最近買ったんだけど高かったんだよ。俺にくれないかな」と言ったことだった。

「救命措置の時にハサミで切っちゃったから、履けっこないだろ」と私は答えた。

もっと優しく言葉を返せばいいのに、少しつっけんどんだったと後から悔やんだ。

ほかに憶えているのは、お決まりの「心不全」と書いた紙がやってきたことくらいだ。

生活保護の葬儀は早朝が多い。だいたい焼き場での直葬だ。

大晦日の早朝、葛飾の焼き場で修三さんのお姉さん二人とメンバーたちとお見送りをした。スタッフの子どもたちも一緒だった。初めて会ったお姉さんたちは、修三さんやすぐ上の姉の春美さんから聞いていた印象とは少し違う、柔和な感じの老姉妹だった。

桜が咲くころ、お墓のある世田谷のお寺に総勢一〇人近くでお参りに行った。お寺の人からこんな話を聞いた。春美さんが亡くなって、骨の持って行き場に困った彼女のパートナーと息子が、夜中に墓の蓋をこじあけ、骨壺を入れて帰ってしまった。そのあと、隙間から雨水が入って大変なことになったそうだ。

修三さんの納骨のずっと前に、すでに春美さんのお骨が入っていたというのが、無性に可笑しかった。春美さんを探さなくても、彼女は先回りして墓の中で修三さんのことを待っていたのだった。修三さんが、なんだ姉ちゃん先に来てたのか、と苦笑する様子を想像した。

二〇一四年、写真家の齋藤陽道さんたちと「新・幻聴妄想かるた」の撮影のために墓所を訪ねた時には、修三さんの家の墓は墓じまいされてどこにもなかった。

11　大きな地震のあとで

二〇一一年三月一一日。福島県沖を震源とする大きな地震がおきた。私は集まりがあってハーモニーから二〇分ほど離れた事業所にいて、スタッフと話していた時だった。ふいに壁際にならんだ鉄製の物品棚が音を立てた。棚に納められた大量の段ボール箱の中の物が、ちゃりちゃりと金属音を発し始めたのだ。次第にその音が押し寄せるさざ波のように大きくなり、突然、棚ごと大きく横に揺れ始めた。

大震災

地震だということだけはわかった。その場の二〇人ほどの人たちは、ほぼ無言で立ち尽くしていて、時々、「ああ、揺れてる」「机の下に隠れて！」というような声を発した。何かが続けざまに割れる音がしたが、振り返る余裕はなかった。

轟音《ごうおん》のなか、私は手近にあるスチールの机を抑えながら「大丈夫。すぐにおさまるよ」と大声を出してはみたものの、気休めにすぎない。揺れは一向におさまりそうにない。

外に目をやると、窓の外で何か巨大なものが揺れていた。その時になって、初めてここが首都高速の脇にあるビルの六階であることを思い出した。高架の上の二本の高速道路が、大きく波打ちうねっていた。今にも勢いをつけて空に舞い上がりそうだ。何かに似ているなと頭の中の冷静な部分が反応する。ああ、ファンタジー映画の空に昇っていくドラゴンのようだな。幸い、高速道路は高架を外れて空を飛ぶことはなかったが、今までに経験したことのない大きな揺れだった。

無限に続くかと思われた揺れだったが、気がつくと物がぶつかり合うような音は少しずつ小さくなっていた。事業所の責任者にひとこと告げて、階段を駆け下り、車で帰りを急いだ。いつまでも体の中で揺れが続いていて、ずっと地震が続いているような錯覚を覚える。町の人たちが、道に出てきてぼんやり上を眺めていたのだけは鮮明に憶えている。

幸い、その日ハーモニーに通所していたのは、近くに自宅のある人たちばかりだった。上町に着いたころには電車はとまっていた。世田谷通りに出てみるとバスはまだ動いていたので、バス停までメンバーたちを送り帰路についてもらった。

当時のメンバーには申し訳ないばかりだが、危機管理の意識が高まった現在では、災害時には帰宅先の安全が確認されないうちはむやみに帰宅を促さないのが共通認識となっている。実際、私はこの夜、猛烈に後悔することになった。

自宅の方向が同じ同僚を送り届けた頃には、すでに幹線道路は車であふれていて、わずかな道のりなのに、自分の住む町にはたどりつけない。カーラジオでは間断なく地震情報が流れ、福島県沖を震源とする余震が続いていることがアナウンスされた。

ハーモニーを出る直前に目にした津波の映像、田畑や山林、人家や車を巻き込み流れていく黒い大きな生き物のような津波の映像が脳裏から離れない。あんなふうに空から撮影すれば、遠くから近づいてくる津波の動きも予想できるだろうが、地面にいて走ったり車に乗ったりしている一人一人の視点では、押し寄せてくる水の塊は突然視界に現れる圧倒的な壁そのものだろう。そう思うと、この瞬間にも渋滞した道路の向こうから大きな波がやってきて私と私の車を飲み込むように思え、叫びだしそうだった。呼吸が荒くなり体が硬くなる。どの方向を見ても逃げる術がないと気がついたとき、人は何を思うのだろうか。耐震工事もおぼつかない古い園舎にいる保育園にいる息子が、心配でならなかった。

自分の住む町に着いた頃には、すっかり日が暮れていた。保育園にたどり着き、ホールにぼんやり明かりが灯っているのを見つけた時には、全身の力が抜けたように感じた。飛び跳ねながら出てきた息子を抱きかかえ、わざと何もなかったかのように、おどけて帰り支度を済ませて、門扉を出ると、何人もの保育者たちがベランダで携帯やスマホを操作している。先生たちもまた、帰るべき家と家族を持っているのだ。彼女たちの身を案じながらも、その場の責任を全うしなければならない園長のことを想像した。彼女たちはまだまだ、帰れないのだ。申し訳ないという思いで、心の中で頭を下げた。

安否確認

実家の母の無事も確認し、徒歩で職場から帰宅した妻を迎えて家族三人が揃ったのは、一〇時過ぎのことだった。その間、独り暮らしのメンバーに安否確認のための電話をしていたが、通信網が麻痺し、なかなかつながらない。こうやって大勢がかけるから繋がりにくくなっていることはわかるのだが、夜中に一人で困っているメンバーがいるかもしれないと考えると、リダイヤルボタンを押すのをやめられなかった。

「棚から本が全部落ちたが大丈夫」「昼寝してたけど、飛び起きた。部屋の中は何も変わらないよ」「びっくりした」「うお、なんだなんだ。寝てたのに、起こさないでよ」「明日、ハーモニーやってるの？」「プリンターが落ちそうだったので支えていたら、テレビが倒れた」「怖かった。声が聞けて良かった」

少しずつだったが、受話器からそれぞれのいつも通りの声が聞こえた。一一時前には単身生活の人たち、ほぼ全員と連絡がとれ、無事の確認ができた。地震の揺れで部屋の中は随分と大変なことになっているという人が多かったが、明日以降でも対応できそうだった。

しかし、いつまでたっても電話の通じない人がいた。勝一さんだった。

勝一さんは朝からハーモニーに来ていて、地震が起きた時にはテーブルの下に隠れていた、と所内にいたスタッフが教えてくれた。

週払いでお金をもらっている勝一さんは、今日（金曜日）は手持ちの現金がないはずだ。そんな時は非常用に備蓄している乾パンやビスケットを渡したりしているが、地震の混乱で、それもできなかった。

修三さんが失踪後にお揃いで購入した携帯電話を持っていて、いつもならば、夜の定時連絡が入る。しかし、この日はなかった。おそらくこの通信状況ではとうに諦めているだろう。きっと大丈夫に違いないが、気になった。

家族が眠りに着いたのを確認して、私はありあわせの食べ物を持って、自転車に乗って勝一さんの家に向かった。三月の夜はさすがに寒いが、少しペダルをこぐと身体が温まってくる。直線距離で七キロほどだから三〇分程度だ。ところがその日はちょっと事情がちがった。一二時近いというのに、幹線道路は未だに西に向かう車で渋滞し、歩道は大勢の人が歩き続けていたのだ。

東京都内については、この夜の最も効率的な移動手段は自転車だった。混雑を避け、裏道や遊歩道に迂回しながら、勝一さんのアパートの前にたどりつくことができた。部屋の灯りがついているのを外から確認した時には、安堵した。

案の定、ドアの鍵は空いたままだった。

勢いをつけて扉を開けると、収納ボックスが廊下に倒れかけていて通り道を塞いでいた。

「勝一さん、来たよ！」と玄関から叫んでみた。即座に奥から「おお！」と声がした。

「入っていいですか」「おお！」というやり取りがあり、収納ボックスを動かして入っていくと、散乱した物に囲まれたベッドに腰かけた勝一さんが、茶碗を持ってご飯を食べていた。

大盛りのご飯

「勝一さん、ご飯？」思わず私はそう問いかけた。

「うん、飯」彼は、当然だという顔をして答えた。いきなり夜中に訪ねてきて「ご飯？」とは私も失礼な奴である。

周りを見回すと、いくつかの皿に山盛りのご飯が盛ってあった。彼が言うには、また地震が来て停電になると炊飯器が使えなくなるのは困るので、今から炊いておくのだそうだ。それで、深夜の炊飯となったわけだ。ラップをして冷蔵庫に入れると話してくれたが、停電で冷蔵庫が使えなくなる想定はないらしい。

ご飯が炊きあがっているので、今さらそんなことを言っても仕方ない。私もラップをかけるのを手伝うことにしたが、勝一さんは炊きあがったご飯に私の持ってきたフリカケを山盛りにかけて、大きな口を開けた。

私は気が抜けて、笑っているしかなかった。

「食べる？」と勝一さんが気を使ってくれた。

「……せっかくだから、少し食べていい？」　助けに来たのに、ごちそうになっているのも間抜けな気がするが、確かに空腹だった。勝一さんは満足したのか、あああああーとあくびをした。

部屋の中は衣類や食器や薬ガラでベッドの上まで散らかっていたけれど、どうやらこれは地震とは関係ないようだ。私は申し訳程度に、パンの袋や弁当ガラを片づけて、自分の場所を作って座り、炊きたての白いご飯をいただいた。勝一さんも私の差しいれの缶詰を食べている。そうしている間にも余震の揺れが何度もやってきた。

「これも、やっぱり若松組の仕業かなあ。実は地震の後もずっと地面が揺れている気がするんだよ」

私はすこし声を落として、聞いてみた。若松組は勝一さんの行く先々で地面を揺らして嫌がらせをする組織だ。それは妄想だろ、と周りが言っても、若松組はいるよと彼は主張してきた。

「まさかね。やつらにはこんなことできないよ。無理だよ」と勝一さんは言った。

テレビの画面の中で遠くの港町が燃えていた。

「やつらはこんな力はないよ。ひどいなあ」

「そうなんだ」と私。

勝一さんがよそってくれた白いご飯を口に運びながら、私は燃えさかる港町のその炎の下にいる人たちのことを想像しようと試みたが、上手くいきそうになかった。夜が明けるとこの災害に関する悲しい報せが沢山もたらされるだろう。でも、少し頭を整理する時間が欲しいと思った。

そして少しの間、小さい頃の他愛のない夢の話をしたりした。私は、航空会社に就職した勝一さんはやはり本音では飛行機のパイロットになりたかったそうだ。私は、本当は広島カープのセカンドになりたかったと言ってみたが、どうも口から出まかせのような気がする。それでも何か話し続けなければ自分が保てなさそうだった。

翌日から、津波による信じられない規模の被害や原子力発電所の爆発のニュースが次々ともたらされた。スーパーの棚から物が消え、計画停電が行われた。知り合いの障害当事者の中には、降りかかる放射能を怖れてひたすら西へと自転車を漕いで保護された人や、西の地に避難し新しい生活を始めた人たちもいた。不自由で不安な日々が過ぎていった。とはいえ、眠れば朝はやってきて、我々は食べて、また眠った。

勝一さんはいつも何かしら困っていたが、それでも笑っていることも多かった。

救急搬送

二〇〇八年に出版された「幻聴妄想かるた」が好評で、特に勝一さんの経験から生まれた数枚の「若松組」の札たちは人気があった。そのためか、話をしてほしいという依頼が舞い込むようになった。そんな時も、勝一さんは穏やかでやさしく、あくまでマイペースだった。

一緒に「当事者は語る」と題された講演会に招かれた時のこと。開始直前まで二人で壇上にいたのに、気がついたら煙草を吸いに行ったまま、一〇分以上経っても帰ってこなかったことがある。仕方がないので私が代わりに話し始めたら、勝一さんが最前列に座っているのに気がついた。壇上から手招きすると、うれしそうに手を振り返してくれた。

東日本大震災から一年たった、三月の金曜日のことだ。

その日に限って勝一さんは、昼ご飯に姿を現さなかった。スタッフが探しまわり、アパートの部屋で動けなくなっていたところを見つけたのは、日も暮れる頃だった。

仰向けになって倒れ、「若松組がひどくて、起き上がれないんだ」とうわごとのように言う。そして、自分の部屋なのにしきりに「家に帰る」と言うのだ。転倒して腰を打ったのか、立ち上がれない。体の動きだけではなく、話している内容も要領を得ない。

何かの異変が体の中で起きたのは確かだと思えた。救急車を呼んだが、一時間以上も搬送先は決まらなかった。

かかりつけの大きな精神科病院では、この時間ではCTが撮れないので他にまわるように指示された。地域でもよく知られている総合病院に搬送が決まった時には、これでもう大丈夫と、みんな安堵したが、その見通しは甘かった。

診察室では沢山のスタッフを従えた夜間の担当医師が、簡単な問診と触診をすませて「問題ない」と私たちに告げた。さらに勝一さんの不調を訴える私たちを遮《さえぎ》り、出ていくように大声をあげた。

勝一さんは不安そうな面持ちで、若松組がいると呟き、家に帰ると言った。医師は、ほら、彼も帰りたいというのだから連れて帰れ、あなたたちが連れてくるから彼も迷惑していると再度退去を求められた。私たちは納得できないまま、足の立たない勝一さんを抱えて家に帰った。

長く感じたが、実際は一五分ほどのことだったのだろう。診察室の壁に掛けられた時計の秒針がブルブルと震えながら動いていた。

その様子を今でも思い出す。思い出すというより、その場に引き戻される。時計の前に立ちすくんで医師を見つめている場面に意識が釘付けになって、離れずにいる。

翌日の土曜日、私たちは早朝から交代でアパートにいる勝一さんに付き添った。少し良くなったかと思ったら、直後にふらつきがひどくなった。それでも私たちは、病院での「問題ない」という言葉を信じようとしていて、月曜日にかかりつけのところに通院しようと話し合った。

夕食には近くのレストランに出かけ、スタッフと三人で好物のハンバーグ定食を食べることができた。地震の夜と同じように、勝一さんは「僕の夢は飛行機のパイロットになることなんだよ」と話した。

外出して帰ってくると「あ、ここがウチなのか」と勝一さんは笑った。ちょっと、具合がよくなったかもしれない。眠いと勝一さんは言い、布団を掛けて、私は夜一二時過ぎに帰宅した。私も着替えて、少しだけ眠りたかった。

それが最後になった。一緒にいなかったことが悔やまれる。早朝に戻って、玄関の扉を静かに開くと、食べ残しの宅配弁当に突っ伏して息絶えている勝一さんの姿が目に入った。

Ⅳ　家族の風景

12　進さんの乾電池

やっぱりヤマダデンキの乾電池じゃなくっちゃダメなんだ。

進さんはベッドサイドのキャビネットにおいたブリキの缶の中を指先でかき混ぜながら言う。一〇センチほどの深さのある煎餅の缶には、半分くらいまでさまざまな種類の単三電池が入っていて、進さんはその中から白地に赤いアルファベッドでYAMADAと書かれた二本を拾い上げた。

私は彼のベッドに腰かけて、鉄格子の入った窓越しに中庭の緑を眺めていた。ここは東京の市部にある病院で、進さんが入院して三年目になる。その前は世田谷の病院に二年いて、退院の見込みが立たないと言われてここに移った。

今年も中庭では、夏祭りが盛大に行われるのだろう。三人ほどの患者さんたちがスタッフに教えられながら、大太鼓を叩くポーズをとっている。盆踊りの大太鼓のチームだ。ドンドン、カ！などと掛け声をかけながら空中でバチを止める練習を見るのも、三回目というわけだ。

進さんとはハーモニーが竹林の坂道を登ったところにあった頃からの付き合いだから、もう二〇年近い。当時は人懐っこくて、育ちのいい少年のような印象があった。メンバーの中では若いほうだったが、面倒見がよくて、デイケアの先輩の修三さんをハーモニーに引っ張ってきたのも彼だった。そんな彼も五〇代半ばになった。

彼がこの病院に移ってから、私は隔週で訪問して進さんに会っていた。彼の求めに応じて、病院の中で話をしたり、許可をもらって一緒に外出をする。最近も、近くのホームセンターまで一緒に出かけてメモ帳を買い、ブックオフで新入荷の中古ＣＤを見て、車で郊外の衣料品店まで行って夏用のズボンや３ＸＬの下着を手に入れた。気分がいい時にはハーモニーまで足を延ばして旧友たちと再会し、コンビニで煙草をまとめ買いした。その外出コースの中にヤマダデンキがあって、ＣＤウォークマンに使う単三電池を一〇本ずつ買うのだ。

退院に向けて

この日もいつものように、二人部屋の彼のベッドに並んで腰かけて話をする。不快ではないが、この病棟はいつも少しだけ尿臭がする。進さんがウォークマンのプレイボタンを押すと、甲高い叫びが聞こえた。KISSの"Rock and Roll All Nite"だ。

隣のベッドの患者さんに聞こえそうなくらいのシャカシャカした大きな音がイヤホンから漏れ始めた。彼は慌ててボリュームを下げると、私に向かって「これくらいじゃなきゃね」と笑った。

「これ、この前、一緒に買った奴だよ。いろいろ試したけれど、このオリジナルブランド乾電池が一番だよ。きっと電圧が違うんだね」と進さんは力説するが、何回、聞かせてもらっても、私には電池による音の違いがわからない。

最近ではクラブミュージックやトランスを好む進さんだが、KISSは少年時代からの憧れのバンドだそうだ。ベッドサイドにあるノートの表紙にも三センチくらいの小さなKISSのロゴのステッカーが貼ってあり、窓から差し込む光が、その上に鉄格子の縞模様の影を作っていた。

彼の元気の素のひとつがKISSだった。二〇年前に最初に会って好きな音楽の話をしたとき、進さんは「最初に買ったLPはアメリカのバンドのKISSだよ」と、KISSのバンドメンバーのひとりジーン・シモンズみたいにベロを突き出して言った。つられて私も思いっきり舌を突き出した。そして中学生みたいに笑いあった。

本当だったら、アパート探しに行ったりするのが退院に向けた支援なのだが、進さんはなかなかその気にならない。病院からの外出に同行しても、ほとんど毎回が買い物だ。乾電池を手に入れたり、コンビニの喫煙所で煙草をふかしたり、大きなスーパーの衣料品売り場でシャツや下着を何枚も何枚も買った。そのため進さんのベッドサイドのボックスには、とても使い切れないほどの乾電池やTシャツが溜まってしまった。

転院前の最初の入院先では、私は退院に向けた働きかけをせず、進さんを外出させて煙草を吸わせたり、買物ばかりしている怠惰な支援者と思われたらしい。それについては弁解の余地はなかった。院外で待っていたハーモニーのメンバーたちと落ち合って一緒に空港の見えるところまでドライブしたり、アイドルのピンナップ写真満載の雑誌を探して古本屋をハシゴしたが、どれも病院の事前の「許可」を得たものではなかった。

私は、入院生活半年を過ぎたあたりから急速に頭の中の世界から出てこなくなった進さんの変化に戸惑った。彼の頭の中には町があって、町の住人たちと心の中で対話しているようだった。それで、進さんが外の世界で関心の持てること、望むことをいろいろ試してみたのだが、病棟のスタッフには私の考えは伝わらないようだった。

とはいえ、諦めずに続けていると状況は好転する。

今の病院に転院してからは、ともかく外出を楽しんできてね、と送り出してくれるようになった。連携している生活保護の担当課のメンタル支援員がアパート探しを始めてくれて、それにも後押しされた。はじめの頃、進さんは入院前のアパートに帰れると信じていて、新しいアパート探しに気持ちが向かない様子だった。しかし最近では、不動産屋のくれた資料をみてアパートの場所まで足を運んだり、中を見せてもらったりすることも増えてきた。

それでも会ってみないとその日の調子はわからない。ここ二か月ほどは、頭の中でささやく声は消えることがなく、叱責や悪意のある言葉を投げかけて進さんの気力を失わせたり、「アパートは準備したからもう大丈夫」とささやいて、部屋探しを中断させた。

さて、今日はどうだろう。進さんに「今日は出かける気分になった？」とたずねてはみたが、反応は曖昧だ。私としても無理はしたくない。大きいサイズ専門店にズボンを買いに行くのが懸案だったが、それほどの元気はないようだ。ハーモニーにも行きたいし、それ以外はコンビニの駐車場で煙草を吸ってから考えると言うので、外出はとりあえず予定通りに行うことにした。

交流会

進さんが、出発前の長いトイレに行ってしまったので、私は病棟のホールで待つことにした。ホールはナースステーションに面していて、食堂や集会室も兼ねている。患者さんたちは、病棟の中ではこのホールか自分のベッドのある病室で過ごすことになる。テレビがあり長机が沢山並べられていて、机のそれぞれの座る位置には、名前の書かれたシールが貼られている。食事制限のある人の席のシールには赤字で食事内容が書かれている。私は名前の書かれていない端の方の席に座って、外出まで時間のかかる進さんを待つのが日課だった。

病棟のホールはいつも、テレビの大きな音に患者さん同士の雑談の声が加わって騒がしいのだが、今日は違っていた。いつもは向かい合わせに座っている患者さんたちが、今日はテレビの方も向いていて、そこにいる三人の男性の話に注目していた。テレビには町の風景を映した映像が流れている。ちょっとした講演会が始まったようだ。白衣のスタッフたちも周囲の壁際に立ってニコニコしながらその光景を眺めている。

「こんにちは、みなさん。私たちは市内にあるＮＰＯ法人から来ました。三人とも入院生活を経て、今は地域で暮らしています」

ジャイアンツのキャップを被ったリーダー風の人がマイクを持って話し始めた。

「今日は、入院生活を送っている皆さんに、地域での生活の様子をお話しに来ました」「私が住んでいるのは、駅のそばのアパートです。支援センターのスタッフが一緒に探してくれました。六畳と台所のついた二階の部屋です」

隣の赤いシャツの若い人も続けた。「私はグループホームに入っています。昼間は作業所に出かけて、夕方になると帰ってきます。食事は世話人が作りますが、入居者も手伝います」

画面では、モザイクで顔を隠された人たちが生姜焼きを食べているらしい映像が流れた。

私は、患者さんたちと、実際に町で暮らしている精神障害の当事者たちとの交流会に紛れ込んでしまったらしい。患者さんたちに退院後の生活をイメージしてもらうためのイベントだ。

働くことの支援や毎日の生活を支えるホームヘルプの利用など、三人の人たちはペースを変えることなく訥々《とつとつ》と説明を続けた。すべての人が熱心というわけでもないが、患者たちの何人かは明らかに身体を乗り出して話を聞いていた。

一五分は経っただろうか。気がつくと、トイレから出た進さんがナースステーションの横から目くばせをして、早く行こうと誘っていた。

交流会は患者さんたちからの質問コーナーに移っていた。前列の初老の男性が質問した。

「僕は退院したら仕事をして稼ごうと思うんですが、作業所の仕事で生活していくことはできますか?」

「無理です。無理です。僕は障害者年金と生活保護で暮らしています。作業所でもらえるお金は煙草代に消えます」とジャイアンツのキャップの人が答えた。

「グループホームは、どうですか?」と入院中の患者さんがたずねる。

「僕は早く、グループホームを出たいです」と赤シャツの人。「グループホームは規則が多くて、世話人さんに細かく注意されるので、早くアパート暮らしをしたいんです。とはいってもアパートがなかなか見つからないので仕方なくグループホームにいるんですけどね」

「みなさん、僕らは外で待ってますよ。まあ、パッとしない毎日なんですけどね」 その芝居じみた口調に会場の患者たちがどっと笑った。

その後も、グループホームやヘルパーの利用についての質問が続いた。

私はジャイアンツキャップの人の「パッとしない生活だが待っている」という言葉を頭の中で繰り返していた。そしてハーモニーができた頃に、放浪の末にハーモニーにやってきて、他のメンバーが散々、今の生活の愚痴を言うなかで「今がいちばんいい」と言いながら勝一さんと笑っていた修三さんを思い出した。

「パッとしない生活」と「今がいちばんいい」という二つの言葉を頭の中で転がしていた。

話の切れ目を待って、私は席を立った。進さんは市内の当事者たちの病棟訪問には関心がないようで、ブツブツと文句を言っていたが、病棟の中庭にある東屋で煙草を一服したら、元気が出てきたようだ。出発前の一服だ。

退院できないわけ

進さんの入院が長引いているのには理由があった。退院後のアパートが決まらないのだ。彼には住所がなく、自分名義の携帯電話がなく、保証人がいなかった。

彼はお父さんとお姉さんの三人で暮らしていた。お父さんは一〇代で統合失調症を発症した進さんを大切に育てた。まずは彼の思うようにやらせてみましょう。それが口癖のような父上だった。家には数匹の猫がいて、家族三人の共通の話題が猫たちのことだった。

家族に異変が起きたのは、進さんが四〇歳半ばになりハーモニーにも馴染んできた頃だった。彼の三歳年上のお姉さんが金銭トラブルに巻き込まれ、一家は住む家を手放さなければならなくなった。その心労の最中、父上は倒れて亡くなった。

進さんは住み慣れた家を離れて、生活保護で独り暮らしを始めることになった。私鉄沿線の駅前の一間のアパートで生活が始まったが、半年も経った頃からか、進さんは人との接触を避け始めた。部屋に籠っての音楽と煙草の生活は長くは続かない。作業所にも顔を出さなくなり、町を徘徊していたところを保護され、入院となった。

入院は予想外に長引いた。生活保護の場合、入院期間が六か月を超え、その後の三か月以内に退院見込みがない場合は住宅扶助の支給がなくなる。つまり入院が長引くと、生活保護はアパートの家賃を払ってくれなくなるのだ。アパートは解約され、進さんが退院後に帰る部屋がなくなってしまった。家財道具も保管場所がないという理由で処分された。

進さんがさらに不利だったのは、入院中にお姉さんが失踪してしまったことだった。彼女の行方を知る親戚は誰もいなかった。退院後に住むことのできるアパートを借りるにしても保証人になってもらえる身内がいない。ほんの数年前には穏やかな三人家族だったのに、彼は一人になってしまった。

進さんがある日、不動産屋を訪ねてアパートを借りたいと言ったとする。現住所はなく、今は精神病院にいて外出許可をとって来たという。保証人もいない。そんな状況で部屋を借りられる可能性は少ない。

そこで不動産屋を訪ね、物件の交渉をするのは役所の支援員が分担し、そこで目星をつけた物件を、進さんと私が内見に行くことにした。役所のスタッフというと大家さんにも少しは信頼性があるだろうというのが私たちの狙いだったが、それでも家探しは難航していた。

ひとりひとりの生活を応援していくのは、それぞれの機関、それぞれの地域の課題だとしても、長期入院患者が帰る場所を失うのは、現場がどれだけ頑張ってもそれだけでは解決できない大きな問題なのだ。日本の精神科医療の大きな特徴のひとつに、精神科病院への入院日数の長さが挙げられる。わずかばかり短くなったとはいえ、最近のデータでも平均入院日数は現在でも二七七日である。* これは世界的に見ても群を抜いて長い。

入院期間が長いと退院が難しくなり、退院後の生活が難しくなる。治療の上では入院が必要ないにもかかわらず、社会の中に受け入れられる場がないために、精神科病院に留められている人たちは今も多くいる。

*二〇二一年医療施設調査・病院報告（厚生労働省）

アパート探し

その日、外出許可をもらった私たちが車に乗ってまず向かったのは、旧街道沿いのコンビニだった。そこの喫煙スペースで煙草を吸いながら、今日の行く先をどうするか作戦会議を行う。

「靴下とパンツをイトーヨーカドーで買って、その後、たこ八でたこ焼きを買って、公園に持っていって食べて、ハーモニーに行って昼食を食べて、ブックオフでK-POPのCDをながめて、渋谷のオーディオショップで……」 進さんは、ノートに書きだした「やりたいことリスト」を読み上げた。

毎週、同じような計画なのだが、夕方までにすべてをクリアすることは難しい。大体、最初の二つか三つの用事を終えると時間切れになってしまう。

「よし、急ごう！」 私は少しせかしてみる。

「いいんだけど、ブックオフはやめて、渋谷に行く方がいいかな」と進さん。

「うん、いいけど。まず、靴下とパンツを買って考えよう」と私。

「たこ焼きより先にマックがいいかも」と進さん。

「うん、とりあえずどこに行くんだっけ」と私。

「マックのドライブスルーだね」と進さん。「最初の話と違うけど、まあいいか」

やっと目的地が決まったようだった。

話しているうちに少し眠たくなってきた。

彼に伝えたことはないのだが、私は彼と話していると睡魔に襲われるのだ。どんなに気持ちを集中していても、彼の発する言葉の響きに耳を傾けているうちに、ふぅと意識が遠くなる。入院する前、それも二〇年前に出会った頃から気がついていたのだが、いまさら本人には言いにくい。とりあえず彼が動き出したことに、私は安堵した。

マクドナルドのドライブスルーに寄って、酷暑の都立公園のベンチでチーズバーガーを頬張る。進さんは人の多いファストフード店で食べるのが苦手なのだが、さすがに暑い。私は、今日だけは奢《おご》るから、屋根のあるところで食べようよ、というのだが、聞き入れてもらえない。

そしてハーモニーに向かう道すがら、朝方、役所から連絡があった物件の話を彼に伝えた。

「進さん。役所の立川支援員さんから聞いたんだが、入院中の人たちにもアパートを貸してくれるという不動産屋があって、来年には空きそうな部屋があるらしいんだ。そのアパートがこの近くにあるんで、車で通ってもいいかな」

「いいけど。しんちゃんね。前の大家さんが僕のために新しい部屋を用意して待っていてくれるって、頭の中でささやく声が聞こえるんだ。それって間違いかな」

「そうだねえ。この前も前のアパートを仲介してくれた不動産屋にその話をしたら、その話は知らないって言ってたよねえ。それは頭の中だけのことかもしれないよ」

「騙《だま》されているのかな。でも大家の声で、あの不動産屋は頼りにならないから、違う不動産屋と契約したって言うのさ」

「おお！　新展開だね。どこの不動産屋だろうね」

「それがね。そこまで聞けてないんだ」

「だったら、とりあえず支援員さん情報のアパートも外から見ておくのはどうでしょう。どうせ通り道だから」

進さんは、頷《うなず》いてくれた。


生活保護が出す家賃の基準額は高いとは言えない。古い木造アパートで六畳と台所とトイレと小さな風呂付きが借りられれば上等だが、最近はそんな物件も少ない。ワンルームでは収納スペースがほとんどないし、体の大きな進さんにはユニットバスは狭すぎるのだ。

私たちは一軒のアパートの前に到着した。駅から離れているけれど、バスの走っている幹線道路に五分で出られるし、大きなスーパーも近い。二階建てでハーモニカのように居室が並んでいる。私たちが望んでいた古い木造アパートだ。年末で空く部屋というのは一階の真ん中だった。部屋には入れないが、アパートの周りを歩いてみた。

進さんは自転車置き場を見つけて、小さく声を上げた。新品のスポーツタイプの泥除けが夏の日差しを浴びてまぶしく銀色に光っている。

「退院したらチャリでハーモニーいけるかな？」

「スーパーの駐輪場に置いておけばいいと思う」と私は答える。

悪くない、というのが彼の感想だった。頭の中の声は信じたいけれど、それが叶わない時にはこちらを内見してもいいと言う。あとで区役所の支援員に連絡し、不動産屋さんに詳細を聞いてもらうことにして、自販機でコーラを買って一息ついた。夏の太陽に焼かれて乾いた汗が潮を吹いていた。

結局その日は、お昼過ぎにハーモニーに到着し、取っておいてもらった昼食を食べて、午後はいつものようにヤマダデンキに寄って電池を買って病棟に帰った。

今度は二週間後に、不動産屋を訪ねる時の秋用のシャツとズボンを見に行こうと約束して、病棟のドアのところで別れた。

病棟と外界を隔てている薄緑色の鉄の扉が閉まる。進さんが格子ガラス越しに手を振り、看護師がドアの向こう側で施錠する音を聞く。

こんなことを何年繰り返してきただろう。ガラス越しの笑顔を見ていると、なぜ彼が住み慣れたあの部屋にいないのだろうかと信じられない気持ちにもなってくるのだった。

パパんち

あの部屋というのは、進さんが家族と住んでいた窓から大きな公園の見えるマンションのことだ。私が会った頃には、父上は駅前で営んでいた文房具屋をたたんで隠居生活を送っていた。仕事を引退するにはまだ若いようにも思えたが、貯えもあるので細々とやっていけば何とかなると穏やかに話してくれた。口には出さなかったが、時々、気持ちが不安定になる進さんの身の回りのことをやるのも、その理由の一つだったのかもしれない。

部屋が人手に渡ってからも、進さんはその場所のことを「パパんち」と呼んで懐かしそうに話す。私にとってもそこは特別の場所だった。

ともかく沢山の物で「パパんち」は埋まっていた。天井まで物に埋まっていたのだ。買い置きの食材やトイレットペーパー、本や雑誌、レコード、花瓶や置物、箱に入った食器セットやテレビやオーディオやビデオデッキ。同じものが複数あった。それぞれの部屋には洋服ダンスが何竿も並び、開いた扉からスーツが溢れ出ている。廊下には段ボール箱が積みあがっていた。

積み重ねられた物たちは決してゴミではなかった。最初は、少し埃を払えば実用に足るものだったはずだ。本来は日常生活に使われるものが、その用途を果たさないまま、使い切れずに積み重ねられ朽ちていた。それでも物は増え続けていた。

用事があって訪ねても、玄関から先に足を踏み入れることが難しいので、奥にいる父上とは数メートルの距離をおいて話をする。ふくらはぎを柔らかく何かに撫でられたような感触があり、後ずさりすると白い猫が段ボールの隙間を通り過ぎていった。近くに来る必要がある時には、父上も進さんも器用に物をかきわけてやってきた。私の記憶の中の父上は、六〇代の半ばでストライプのポロシャツにグレーの化繊のズボンを履いている。ハーモニーを始めてから、物の溢れる部屋に遭遇しても驚かなくなっていたが、シャツや男物のスラックスの積み重なったソファーの下から、進さんの姉さんが眠そうな顔で這い出てきた時には、さすがにびっくりした。

進さんの部屋は玄関を入ってすぐのところにあったので、中まで入ることができた。そこは彼が集めてきたレコードやスピーカー、アンプやテープデッキで埋め尽くされていた。ほとんどの音響機器は彼が古道具屋で安い値段で手に入れた、一〇年以上も前の製品だ。それを自分で磨いたり修理に出したりして洋楽のポップスやロックを楽しんでいた。私はレコードや雑誌をかきわけて床に座り、彼が少し腰を屈めて真剣な顔つきでレコード盤に針を落とすのを見ていた。何を聞いたかはほとんど忘れてしまったが、私の知らないキューバの歌を聞かせてもらったこともあった気がする。

「どう？　どう思う？」と自慢のオーディオセットが奏でる音の感想を聞かれるのだが、なかなかこれが難しい。多くの場合、彼の部屋で聞く音は私には低音が少なすぎるような気がしたが、それを口にするのは憚《はば》られた。これはまだまだ未完成のシステムで、これから組み立てる理想の形には程遠い、と進さんの長い説明が始まると、しばらく帰ることができなくなってしまう。そんな時には、決まって私は眠たくなる。

壊れた椅子

進さんの父上から、椅子の修理を依頼されたことがある。秋の日のこと、仕事が終わったら帰りに寄ってくれと電話があり、夕方にマンションを訪ねた。着くなり何かがくるまれた毛布を父上から渡される。共用廊下の床で毛布を広げると、何本かの木材が出てきた。それは原型をとどめないまでに破壊された、オーク材の椅子の部材のようだ。部材のほとんどは縦に裂けて先端がとがっていた。

一つひとつ部材を手に取ってみる。椅子であることは確かだが、座面は失われていた。痕跡から想像すると、座面は曲げ合板にウレタンが接着され、その上に座布が張られていたのかもしれない。緩やかな曲線を描いている部材は後脚部のようだ。全体に木目が透けて見える程度に薄い茶系のステインで塗装されていた。ダイニングテーブルとセットの量産品だが、良いものであるのは確かだった。

「進がね、こんなにしてしまったんだよ」と父上はいつもの笑顔で話してくれた。

進さんが発症したのは一〇代だった。自分の妄想と苛立ちに耐えかねて、家の中の物を壊したそうだ。

「進を責めるつもりはないんだ。病気になったのは息子が悪いわけじゃない」

家具や調度品は壊れ、窓ガラスは割れ、ドアは蹴破られた。それも病気だから仕方がないと父上は繰り返した。進さんは決して人を傷つけたりはしなかったが、夜中に起きあがって大声で吼えた。そして、初めて精神科の病院へ入院した。

病気がよくなると期待して、待っていた。二年後、退院した時はうれしかった。その頃は存命だった妻と相談して、業者を入れて部屋を直した。家族で使えるダイニングセットを買った。

薬で鎮静した息子は大人しくなった。別人のようだったが、治療の過程だと思って待とうと思った。お父さん、ずいぶんと楽になったよという言葉を信じた。もう大丈夫だろうと安堵したという。しかし、そうはいかなかった。退院二年目の夏、再び進さんは荒れた。ダイニングセットの机の脚は折られ、椅子は壁に叩きつけられた。

父上は壁に寄せて置かれた大きな洋服ダンスを両手で押して一〇センチほど動かし、ここを見て、とでも言うように視線を向けた。大きく抉《えぐ》れて、放射状に割れた石膏ボードが剥《む》き出しになった壁がそこにあった。私は周囲を見回し、大量に積み重ねられた段ボールや、家具に隠れて見えない向こう側にも、同じように進さんによって剝《は》がされた壁紙や傷ついた柱や穴の開いた壁があることを想像した。

「壊れた椅子の材料をね、一脚分だけとっておいたんだよ。いつかこれを修理して息子に見せようと思ってな。この椅子が壊れたとき、お父さんは悲しかったぞ、でも、ずいぶんと良くなった。もう壊さないでくれよ、と彼に伝えたいと思ってね」

私には返す言葉はなかった。父上の表情はあくまでも柔和だった。KISSの〝Rock and Roll All Nite〟が鳴り響くなか、壁を踵《かかと》で踏み抜く進さんの姿が見えた気がした。

「最近、彼もめったに暴れなくなったし、この壊れた椅子の部品を使って、何か記念になるものを作ってくれないだろうか」

父上は進さんから、私が短期間だが木工の職業訓練校に学んだことを聞いていたのだろう。元の椅子でなくていいので、何でもいいから工夫して家具の形にしてほしい、と言うのだった。残った部分を利用して小さな花台のようなものを作るのはどうか、と提案された。私は迷いながらオークの椅子の残骸を持ち帰った。

自分が壊した椅子を修理するのを、進さんはどう思うだろうと私は躊躇した。自分が壊した椅子が直されてそこにある、というのはどういう気持ちだろうか。もう壊してほしくないという父上の願いは、息子の彼にとっては呪いのようにも感じられるかもしれない。進さんの気持ちを無視はしたくないと私は思った。

後日、進さんに父上からの申し出について話してみた。進さんは、力なく笑って「その頃のことはね、あんまり覚えていないんだよね。しんちゃんがいいんだったら、パパの言うようにしてくれない？」と言った。ちょっと意外な返事だったが、進さんにとってはどっちでもいいことらしい。そう言われてしまうと、進さん親子の依頼に応えるしかない気もする。

割れた部材から利用できるところを切り出し、さらに手持ちの材料を加えて、縦・横四五センチ、高さ二〇センチほどの小さな台を作った。組み手を外し、強めの溶剤で塗装を剥《は》がして鉋《かんな》をかけると、新しい木肌が現れた。わずかに残った座面の布からは、進さんの家の匂いがした。脚が短いので、花台というよりも踏み台のような形だったが、濃い茶色に着色して完成した。

冬の寒い日の朝、以前はダイニングチェアだった花台を進さんの家に届けた。父上は、うれしそうだった。そしてそれを大事そうに仏壇の横に置いた。

私はその後何度か「パパんち」を訪ねたが、自分の作ったオーク材の花台を目にすることはほとんどなかった。短時間の訪問では、溢れかえった物に隠れてしまうと発見するのは難しい。段ボールの間を器用に歩いていた白猫が死んで、「お葬式やるからきてくれない」と呼ばれたとき、ピンクのタオルケットにくるまれた猫が置かれていたのは、確かにそれだった。

ほどなく、お姉さんが騙されて一家は借金を背負い、家を失い、失意のうちに父上は亡くなった。「パパんち」も売りに出された。残された進さんは生活保護を利用してアパートを借り、独り暮らしを始めたが、病気が再発し入院生活を送ることになった。そして入院中に姉も姿を消した。入院が長引いているうちに一人暮らしの部屋も解約され、「パパんち」から運んだ大量の荷物も処分するほかなくなった。これが進さんの身の上に数年の間に起きた出来事だ。

いらなくなった乾電池

夏祭りが終わり、入院生活五年目。この病院に移って三年目の秋。この頃を境に、進さんの様子が少しずつ変わった。アパート探しに必要なのでと病院スタッフと携帯電話の契約をしたり、役所の支援員と不動産屋に出かけるようになった。

そして、退院後に住むアパートの契約にこぎつけたのは、年が開けた二月のことだった。夏に内見した物件は先に申し込んだ人に決まってしまったけれど、ハーモニーの近所のアパートの一階角部屋が貸してもらえた。路地の奥で人通りがなく、静かに暮らしたい彼には申し分ない所だ。アパートの裏が神社の敷地なので、神様の力も借りてやっていける、と進さんは真面目な顔をして教えてくれた。姉上の携帯の番号はすでにつながらなくなっていたので、保証人の代わりに保証会社を使い、緊急連絡先には遠い親戚をお願いした。

病棟のベッドの枕元に積まれた衣類とCDを運ぶのは赤帽に任せて、リュックひとつで私の車に乗って進さんは退院した。ふたつの病院を合わせると五年間の入院生活が終わった。病棟に入る時に、ジーンズからスッとベルトを抜いてナースステーションに預ける必要はなくなった。

担当の男性ナースは精いっぱい腕を伸ばして体の大きな進さんをハグし、「よかった、よかった！がんばった!!」と退院を祝福してくれた。

　そして今も進さんはアパートで暮らしている。

　ヤマダデンキの単三電池は必要なくなったが、煎餅のブリキの箱に入ったままだ。今ではヘッドフォンとウォークマンは使わない。その代わり、入院が長引いて家財が処分されてしまう前にかろうじてハーモニーの倉庫に移動させた、レコードプレーヤーとプリメインアンプを再び設置して、進さんは念願の我が家でKISSを鳴り響かせている。進さんの部屋も、かつての「パパんち」のように天井まで段ボールが積み上がっている。

　大きな声では言わなかったが、私は進さんの退院がずいぶんとうれしかった。

　驚いたことに「パパんち」にあった私の作った花台は健在だ。進さんの万年床の枕元にあって、父母の位牌が置かれている。

　今でも進さんは、頭の中の声に駆られて、夜中に物を壊してしまうことがある。時には両親の位牌まで力任せに折ってしまう。そのたびに欠片《かけら》を拾い集めて木工用ボンドで修理するのが、私の役目になっている。

　見たことはないけれど、そんな時も深夜の進さんの部屋には底抜けに明るいロックンロールが大音量で響いている気がしてならない。

「一晩中ロックして、毎日がパーティー！」

13　私のお墓の前で

二〇二〇年には、ハーモニーの人たちの平均年齢も六〇歳に近づいた。いつの頃からか、私の実年齢とメンバーの平均年齢が近づいているのは、不思議な気持ちだった。「幻聴妄想かるた」を作り始めた頃にやってきた人たちも、気がつくと古株になっている。

メンバーの半数は世田谷の町の中でアパートを借りて、一人で暮らし、残りは家族と共に暮らしていた。

例外は沢山あるが、掃除・洗濯や食事などに追われる独り暮らしに比べ、家族と同居していたほうが、のんびりして見えた。

それが、子どもたちが五〇歳を過ぎると様子が変わってきた。親も八〇代だ。少しずつ家の中の介護や家事労働の担い手として、自宅にいるメンバーが動くことになる。自分自身の通所や通院で精一杯だったのに、日々の買い物や掃除、洗濯から始まり、親の受診の付き添いを担う。作業所は休んで家のことをする。

兄弟姉妹はすでに独立し家族をもっていて、常に一緒にいるわけではない。親と子が繰り返してきた習慣は容易に変えられないし、兄弟姉妹とて家を離れた期間が長いと、実家の変化に関わりにくい事情もある。そんなわけでメンバーが、在宅介護の矢面に立つことになる。介護保険の制度を理解し、契約し、介護保険でカバーできない部分は担う。ケアマネと相談しながら介護老人保健施設（老健）の利用や特養の入居を考える。

家族の夕暮れ

もともと人づきあいが得意とも言えないメンバーたちが家族のために奔走するのは、大変そうだ。朝早く、家族をデイケアに送り出す。ヘルパーのために、洗剤や食材を買っておく。作業所やパートの帰り道に家族の施設に立ち寄り、面会し、自治体でもらえるおむつを届け、洗濯物を受け取って帰宅する。

時には友人同士で助けあったりする。連れだって施設入居中の家族と面会したり、外出許可をとって野球好きの親を東京ドームまで連れていく。母親が施設の食事を拒否するのでどうしようとマッサン（15章参照）が困っていて、ミーティングで考えたこともある。ゼリーや茶わん蒸しなど口当たりの良いものを差し入れてはどうかという案も出たが、最終的には「絶対、アイスクリームだよ！」ということになって、試してみたところ大成功だった。

その昔は世間体があると出席できなかった時代もあったと聞くが、最近では両親の葬儀に友人たちが斎場まで駆けつけるのも珍しくない。着ていく服がないが、大丈夫、普段着で行こうとみんなで声を掛け合って出かける。

人によっては、他のメンバーを煩わせたくないと、私と二人だけで焼き場に向かうこともあった。そんな時には、私の車のトランクにお骨を積んで帰る。斎場からの長いドライブ。親御さんの若き日のことや、最後の日々の思い出を聞きながら、ゆっくりと車を走らせる。

高齢者施設ではないので頻繁ではないが、それでも、ハーモニーの日常の中には、誰かの家族の老いや死が珍しくないものとして溶けこみ始めている。単身で住む者は、日々の健康と自らの行く末を案じ、家族のいるものは家族の老いを見ないわけにはいかない。

それはおそらく、ハーモニーのメンバーだけの話ではないだろう。

第二次世界大戦が終わって、戦前の古い家族から独立し、小さな世帯を持ったのが、一九六〇年代に生まれた私たちの親の世代だ。親たちが作り上げた小さな繭《まゆ》のような家族。その中には男と女、平均的には二人ほどの子供がいて（今ではもっと少ない）、時期が来ると一つひとつの繭は消えていく。子がいてもいなくてもそれは同じだ。

ただ、その消滅の時に居合わせた子どもたちは、小さな繭の終焉の日々をどう生きていこうか。それぞれが答えのない問いに直面する。

子にとって、八〇歳を過ぎた親との日々は、心の中で楽観と悲観のせめぎあいかもしれない。何事もなく過ぎていった昨日は、明日の平穏を約束してはくれない。離別の予感を心に置きながら、愛着も葛藤も落ち着く先を見つけられないまま、時は静かに、でも確実に過ぎていく。

世界中が新しい疫病に揺れた二〇二〇年から、自分の周りで起きた「家族との別れ」について、忘れないように記しておこうと思う。共にハーモニーで出会ったかげさんと金ちゃん。コロナ禍といわれた時期に親を見送った人たちの記録だ。

かげさんとお母さん

その女性は、遠くからでもすぐに見つけることができた。ハーモニーの最寄りの駅前通りで遭遇すると、丁寧に頭を下げて挨拶をして下さった。小柄で少し前かがみに歩くところは、ご子息のかげさんにどこか似ている。

「物腰が柔らかくて優しい貴婦人」という印象だった。かげさんにそれを伝えたところ、彼は苦笑しながら、「若い頃は女優になりたかったらしいです。でも、母は自分を曲げない人ですよ」と教えてくれた。

かげさんが通所を始めて、一〇年ほどになる。母上は英子《ひでこ》さんという。英子さんは過去の入院が辛い思い出となっていて、病院に行くのが苦手になってしまったということだった。足を痛めた時も病院には行ってくれず、在宅支援のスタッフに薬を塗ってもらい続けて、一～二年かかって良くなった時には、その間の話を聞いていた私も安堵した。

かげさんは時々、「時間つぶしです」と言いながらハーモニーで一日過ごしていたが、聞いてみると母上に閉め出されているらしい。「『イライラするから、あなたはウチにいないで』なんて言われちゃうと、早くから家を出かけなくてはいけないんですよ」と寂しそうに笑っていた。「絶対に認めなかったけれど、母は精神病だった気がするんです。独り言が止まらなかったり、壁に字を大きく書いたりね。でも、僕はそのことで辛くはなかったです。大変だったのは、やっぱり医者に行ってくれなかったことだな」と後から教えてくれた。

一家が世田谷に越して来てからのことをかげさんが話してくれたことがあった。

「僕は他の区で生まれたのですが、三歳になる前に、世田谷に引っ越してきました。昭和四〇年代に父が新築のマンションを買ったんです。月収一〇万の時代です。当時はロビーにソファーが置いてあったりして、おしゃれだったな」

高校を出て運転の仕事に就いたが、事故で指を痛めてからは苦労したという。当時は、外の世界の方がおかしいと思っていたそうだ。知っているはずがないのに、周りが彼の過去を知っていると思い込んでいたりした。実家のそばの内科で軽い眠剤と安定剤をもらっていた。ただそれだけで、守ってもらいたくて警察に駆け込んで牢屋に入れてくれと言ったりしたけれど、効果はなかった。

三〇代後半で、会社の上司に勧められるまま精神科を受診し、統合失調症と診断された。それまでは本当につらかった。仕分けやスーパーの宅配やファストフードのデリバリーなどを転々とし、三日行って一日休むというペースで働き続けたこともあった。統合失調症と診断名がついたが、入院したくても、家族からはお金がないからと許してもらえなかったという。当時は父の力が強くて、家族が何も言っても反論を許さないところがあった。

四〇歳の頃、ハーモニーに出会いホッとした。同じ悩みを抱えた人と出会えたのが嬉しかったという。

「今までは、自分が世界で一番不幸だと思っていたんですけどね」。出会った頃に聞いたかげさんの言葉は、今も忘れられない。

コロナ下の看取り

やがて父上は弱り、認知症の症状が出始めて身辺のことが難しくなった。多摩の介護施設に入居し、最後は病院で亡くなった。そして、病気という自覚のないまま老いていく八〇代の母と、精神科の病名を得て治療に通う息子の二人の生活が始まった。かげさんは英子さんの世界を邪魔しないように、やさしく接し、決して声を荒げたりはしなかった。出て行けと言われれば町に出かけ、買い物を言いつけられれば従った。

それでも英子さんの体調はいつもすぐれなかった。二〇一九年の後半には、ずっと熱が下がらない日が続いた。薬を飲まないので良くならない。治療を受け入れないのだ。母上が唯一、心を許したケアマネジャーの言葉も入っていかない。かげさんに請われるまま、私も電話口で説得したが、服薬はしてはもらえなかった。

そして一一月、高熱が出た。ケアマネと相談してかげさんは救急車を呼び、英子さんは入院した。検査の結果、肺炎を起こしていて、腰の骨も圧迫骨折していた。それでも母上は、病院での手術や輸血を受け入れてくれなかった。

そして年が開け、二〇二〇年。新型コロナウイルス（COVID-19）がやってきた。二月の最後には、国内初の死者が確認され、全国の小中学校には臨時休校要請が出された。病院も入院患者と家族の面会を中止した。

それを知らず病院に出かけたかげさんは当惑したという。そして、病棟の看護師の制止を振り切って母上の枕元まで行き「おかあさん、コロナが流行っているから、三月いっぱいは会いにこれないよ」と伝えた。母上は「冗談でしょ。今度は三月三日に来るんでしょ」と答えたという。それが二月の二九日のことだ。それが母上と交わした最後の言葉になった。

面会制限は三月末になっても解けることはなく、英子さんは四月の一五日に亡くなった。かげさんはその日のうちに連絡をくれた。のちに彼はこんなふうに書いてくれた。

「母との最後の日々を、コロナウイルスによって奪われたような気がして、悲しい気持ちになります。母ともっと面会できたら、説得して治療を受けてもらえることができたかもしれない。できなくても、一緒にいたかった。話をしたかった。僕は両親を三年の間に相次いで亡くしました。外から帰ってきて、ただいまと言っても、お帰りと言ってくれる人が誰もいないのです」

母上の入院中、深夜になるとかげさんはショートメールを送ってくれた。母上に会えない不安だったり、自分が直接会って「先生の言うことを聞いて治療を受けてほしい」と伝えたい気持ちが書かれていた。

私は、そんな時に返せる、気の利いた言葉を思いつくことができなかった。迷いながら、「かげさんのマンションの窓から見えている月を、病室のお母さんもきれいだと思って見上げているにちがいないよ」と返信した。今も、どんな言葉をかけたらよかったのだろうと考えることがある。

金ちゃんとお父さん

二〇一九年の初冬、かげさんの母上が入院した頃のことだ。外は寒々しく小雨が降って、昼過ぎだと言うのに陽が沈んだ後のように暗かった。

金ちゃんを訪ねて、老いた男性がハーモニーに来られた。昔はダンディに見えたに違いない、黒い背広と黒いズボンと黒い靴。それがしっとりと雨に濡れた様子は、どこか濡れたカラスを想像させた。金ちゃんから、父上が来ても自分の居場所は言わないでくれと頼まれていたので、ただ、「今日はいらっしゃってませんよ」とだけ伝える。入口で立ち話をしながら、ご老人の濡れたズボンの裾や靴を見て、それだけの時間、外にいたのだろうかと想像して気持ちが重くなった。靴の中までしっかり濡れてしまっているに違いない。

私は乾いた布でズボンの裾の水分を吸い取りながら、「うちのリサイクルの店に、黒い靴下が出ているか見てきましょう。濡れた足を拭いて、新しい靴下を履くといいですよ」とお願いしてみた。

名前は正祐《せいゆう》さんという。正祐さんとは、その数年前にお話ししたことがあった。私が息子の金ちゃんの引っ越し先を探すのを手伝ったので、お礼の挨拶に来て下さったのだ。その時は、声が大きくて、挨拶を交わしているだけなのに、ちょっと怒られているような気がした。今、目の前にいる正祐さんは、とても自信なさそうで声も小さかった。

靴下だけ履き替えて、正祐さんはまた、雨の降る駅前の通りを歩き始めた。声をかけても振り返る様子はなかった。


ハーモニーのメンバーたちも正祐さんのことを心配していた。

正祐さんが世田谷に来て五年ほどになるだろうか。都心で一人住まいをしていた正祐さんがアパートの取り壊しで立ち退きを迫られ、それを機に金ちゃんは、世田谷にアパートを借りるのを手伝って単身生活を始められるよう手助けをした。お元気だった正祐さんは、金ちゃんや友人を招いて、得意の韓国料理を振舞ったりしたと聞いた。

息子の金ちゃんも五〇代。一〇年以上、スーパーマーケットのパートで独り暮らしを維持してきた。若い頃はいろいろと確執のあった父と息子だ。正祐さんは七〇代半ばを過ぎても不動産ブローカーの夢を追って、時々、都心まで仕事と称して出かけていった。どちらかというと真面目なタイプの息子とは相容れないところがあった。母は早くに亡くなり、付き合いのある親戚もいない。世田谷はかつて父と母と三人で暮らした町だったが、息子は息子で父と同居するつもりはなかった。

自分の住んでいる町に呼び寄せるけれど、同居はしない。それは賢い選択だ。時々会って、お互いの無事を確かめあうのが彼らの日課だった。それでも息子が緊急入院(肝臓の中に細菌が侵入し膿が溜まってしまった)した時には、父は片道二時間近くかかる病院まで駆けつけた。

父と幽霊

そんな父と子の日々にも変化が訪れた。ある日のメンバーミーティングで、金ちゃんが困った様子で話し始めた。

「父なんですけど、夜中に外から誰かが入ってくるっていうのですよ」

「空き巣かなあ」と心配する声が上がる。

「それが、幽霊だって言ってる。幽霊が部屋に入ってきて、自分の煙草を盗んで吸っているんだって」

「せん妄？　それとも認知症の症状かもしれないな」

「でも、昼間に話していると全く前の父とかわらないんです。入ってきた幽霊に父はヤカンの熱湯をかけて撃退するっていうんですよ」

「お父さん、ヤケドしないといいけれどねえ」

私は金ちゃんに、高齢者の相談にのってくれる地域包括支援センターに正祐さんのことを持ちこんでみようかと提案してみたが、彼は少し迷っていた。

「僕のところにも夜中に宇宙人がやってきたりするけれど、自分ではそれを『幻覚』だとは思っていないところもあるんですよ。父のところにやってくる幽霊のことも、息子の自分だけは、最後まで本当の話だと信じてあげたいんです」

確かに彼には「自分が宇宙の支配者」だと確信していた時期があったり、宇宙人と遭遇経験があるので、言いたいことは痛いほどわかった。

やがて夜中の幽霊だけでなくて、毎日の生活にも支障が出はじめ、そうも言っていられなくなった。認知症の診断を経て、介護保険の対象となり、ヘルパーに入ってもらうことになった。

すっかり疑い深くなった正祐さんは、ケアマネにきつく当たるだけでなく、息子の金ちゃんがお金を盗んで使い込んだと言って息子を追いかけ始めた。雨の日にずぶ濡れになりながらハーモニーにやってきたのも、そういう理由だったのだ。正祐さんのあまりの剣幕に、相手をしているのが辛くなった金ちゃんはしばらく居留守を使い、ケアマネやヘルパーに父親のことを任せることにした。

正祐さんは、最初にハーモニーに現れた頃には、まだ自分の家に帰ることができたが、やがて動き回るばかりで食事も満足にとれなくなり、衰弱して町の病院に入院した。

次にハーモニーに現れたのは、拘束を自分で振りほどいて、入院患者のリストバンドをつけたままの姿だった。ハーモニーのみんなは何事もなかったかのように正祐さんを歓迎し、調理スタッフのSさんは出来合いの物でごはんを作ってくれた。あとから金ちゃんに聞いてみたら、正祐さんはハーモニーの食事がおいしかったと何度も話していたそうだ。

二〇二〇年の年が明け、ハーモニーは地域の交流イベントを行った。メンバーとアーティストが屋台を曳いてご近所の保育園と福祉施設に出かけて一緒に創作活動を行い、イベント当日にもみんなで敷きつめた大きな布に絵を描くという楽しいものだった。さらにハーモニー内外で、来場者に甘酒やコーヒーを振舞った。

金ちゃんは、いつも正祐さんのことを気にかけていた。在宅サービスをいろいろと考えてみたが、どれも難しく、結果的に、息子である金ちゃんのかかりつけの精神科病院に入院しながら、療養型の病院か入居できる施設を探すことになった。幽霊が見えたりしたのは、「レビー小体型認知症」の症状だったことも判明し、病院のスタッフの粘り強い関わりによって、少しずつ落ち着きを取り戻していると伝えられた。

そんな矢先、新型コロナウイルスによる緊急事態宣言が発令された。

最初は、横浜港に客船が接岸した様子を見ながら、あそこから出られないなんて「閉鎖病棟みたいだ」と私たちも軽口を叩いていた。しかし遠いところの話ではなくなった。翌週には都内の介護施設のスタッフのコロナの感染が報じられ、他のメンバーからは「面接禁止で老健に入居中の母に会えなくなった」と連絡が入った。

息つく間もなく、四月六日からハーモニーも在宅支援が中心のプログラムに移行していった。「いつ来ても、いつ帰ってもいい場所」だったハーモニーに、誰も来ない日が訪れたのだった。気がつくと部屋の中に閉じ込められているのは、客船の乗客だけではない。私たちも同じだった。

そこに私はいません

梅雨の頃、正祐さんは病院で亡くなった。

最初の緊急事態宣言が解除されて二週間ほどたっていたが、自由に会いに行くことはできなかった。入院後の検査で末期の肺がんが見つかっていたのだ。入院前の急激な体力の衰えも、それで説明がつくように思われた。

呼吸が止まりそうだという報せを受けて金ちゃんと駆けつけた時には、すでに息はなかったが、体にはまだ温もりが残っていた。どこか猛禽類を思わせた正祐さんの横顔は、微かに笑っているように見えた。昼にはおいしそうにゼリーを食べ、そのあと眠るように逝かれた、と看護師に聞かされた。

葬儀には金ちゃんの高校の友人たちとハーモニーのメンバー三人と私、それから金ちゃんの信仰するプロテスタント教会の牧師さんたちも列席した。

数か月後、都営霊園の中にある教会の共同墓地に葬られた。そこには正祐さんの妻つまり金ちゃんのお母さんも葬られているという。金ちゃんはこんなふうに言っていた。

「もしコロナがなかったら、父は地方の病院か施設に行ってしまったはずだと思うんですよね。東京に残っていられたのはよかった。少ない機会だったけれど、何回かは面会し、呼吸が止まってすぐに病院に駆けつけたりできたのも、父が東京の病院にいてくれたからです。そう考えると、自分も幸運だったかもしれないと思うんですよ」

一年後、何度かの感染の波が通り過ぎた合間をぬって、友人と墓参りに行くことができたと言う金ちゃんに「どうでした?」と尋ねてみた。

「霊園は広かったです。世田谷でいうと羽根木公園の三倍はあるんじゃないかなあ。その中でも、教会の墓地は最近改装されたので、真新しい白い塗装が美しかったです。でも、なんだかねえ。あの墓の中にお骨はあっても、そこにはもう僕の両親はいないって実感できたんですよ」という返事が返ってきた。

そして、彼は小さな声で歌ってくれた。

私のお墓の前で　泣かないでください　そこに私はいません　眠ってなんかいません
千の風に　千の風になって　あの大きな空を　吹きわたっています＊

少し笑っている私を見て、金ちゃんは「ホントですよ。ホントだって」と口を尖らせた。

私は信じてなかったわけではなくて、とても羨ましく感じていたのだ。

＊「千の風になって」日本語詞　新井満

14　母の名前を書く

月の光が雲に反射して、夜の町が明るく見えた。

月は駅まで歩く間も建物の間から顔を出して、遊びに行こうよと誘っているようだった。若い頃、月を追いかけて夜の道を車で走ることがあった。朝方まで運転して、たどり着いたところに車を止めて寝る。そんなことばかりしていた。

冷凍マンゴー

わざわざ駅の方にまわったのは、母に頼まれてセブン‐イレブンで冷凍マンゴーを買うためだった。明日からのショートステイの準備で早く行かなくてはならないのに、我ながら呑気なものだ。

週に半分は自宅から一〇分ほどのところに住む八八歳の母の家に泊まる。平日は彼女に朝ごはんを作り、デイサービスに送り出し、ヘルパーに介助してもらう夕食を準備して、出勤するという生活だ。

そんな暮らしも、前の年、二〇二〇年の夏からそろそろ一年になろうとしていた。夕方にはいったん自宅に戻り、妻と子どもの夕食の準備をしてから母のところに行くのだから、自分の時間はほとんどない。

祖父がハワイ生まれのせいか、実家の食卓にトロピカルフルーツが並ぶことは珍しくなかった。とはいえ、高価なマンゴーは滅多にお目にかかれない。給料をもらう歳になって宮崎産のものが手に入ったりすると持っていった。基本的に高価で珍しいものが好きな母は、喜んで食べる。

今では、私と二人でも一個を食べきるのは大変なので、もっぱら冷凍マンゴーを重宝している。電子レンジで解凍して、アイスクリームに載せるのがお気に入りだ。今日も仕事が終わり一息ついたところで母からメールが届き（ヘルパーさんが入力してくれるのだが）、冷凍マンゴーを買ってくるようにと言いつけられたのだ。しかし、セブン-イレブンに寄って実家に到着した時には、すでに母は眠っていた。

そういえば、一年ぶりに退院してきたハーモニーのメンバーのジミーも、冷凍マンゴーが好物だ。前の週に退院前の外泊練習をしたのだが、車で病院に迎えに行くと「スーパーに寄ろうよ。凍ったマンゴーとトリュフ入りの岩塩かけたホワイトアスパラガスが食べたいんだよ」と言って私を驚かせた。「ずいぶんと食通だねえ。幽閉されたフランスの貴族みたいにカッコイイねえ」と絶賛すると、「そりゃ、そうさ。この日を待っていたんだ」と彼は笑った。

その日は、時期が早かったのか、探しまわったけれど見つからなかった。その代わり退院の時には、病院からの道すがら、冷凍マンゴーを買った。

新型コロナウイルスの蔓延は、退院のタイミングを少しずつ遅らせてしまった。退院後の生活を支えるはずの通所施設やホームヘルプの事業所が十分に活動できていなかったり、病院への訪問を控える事業所もあって、退院に向けた支援のチームがなかなか動きださなかったのだ。「今、リスクを冒して何かあったら」と皆が少しずつ考え、「まあ、コロナが一段落したらね」というのがお決まりの挨拶になりかかっていた。

しかし私たちは、入院中の人たちが退院に向ける意欲が、ある時期を越えると急速に失われるのを知っている。切望していた退院が怖くなって、「自分はこのまま入院しているのがいい」と思うようになる。そうなってしまっては困るのだ。

ジミーの場合、入院先の病棟やドクターが、地域に向けて積極的に働きかけてくれたことで、支援チームが動き始め、外に出たいという彼の意欲を支えてくれたのだ。

それにしても、退院はうれしいもの。一年分の荷物を抱えて部屋に帰り、彼はお気に入りの窓際の椅子に座り、私は板の間にあぐらをかいて、以前のように壁のカレンダーを見ながら来週の予定を話した。でも、なぜか話のつじつまが合わない。次回の通院日は木曜のはずなのになあ。

しばらくして気がついた。

「いま見てるのは去年のカレンダーだよ！」

真新しいカレンダーは確かに去年のままだ。他にも開封されていない食品や飲料水が新品のまま期限を過ぎている。まずは新しいカレンダーを買うところから、再スタートしよう。そんなことを言いながら、買ってきた冷凍マンゴーを二人で食べた。

ヘルパーや訪問看護が再び動き出し、日課が回り始めたあとも、ジミーは「来る時に、セブンイレブンで冷凍マンゴー買って来てくれないかなあ！」と電話してきた。「そういうのはヘルパーさんに頼んでくださいよ」と答えるのだが、連絡をくれることが嬉しかった。

新型コロナウイルスは、多くの人たちに孤立の時間をもたらした。ハーモニーのメンバーからも時間外の連絡が増え、短いメールやLINEで、ささやかなお願いごとが寄せられた。一、三回の往復のあと、「了解。じゃ、明日ね」と終わる短いやりとりが毎夜、交わされた。

私たちの介護生活

私の母が倒れたのは、その一年前。マスクの中で自分の吐く息が熱いと感じる、二〇二〇年の七月のある日だった。

けたたましくサイレンを鳴らして、何台も続いてやってくる消防車の中にレスキュー車を見つけた。「確かに、息子が好きだったトミカのレスキュー車にそっくりだな」と冷静に眺めている自分が不思議だった。室内で転倒していた母を、レスキュー隊が助け出してくれた。母は、「カッコいいお兄さんたちが入ってきて、抱っこしてもらった」ということだけは憶えていて、あとになってもその話を繰り返していた。エアコンのついていない七月の室内の気温は三〇度を超える。その日のうちに助け出すことができたのは幸運だったと思う。

近くの総合病院に搬送され、一週間ほど入院した。院内感染予防のために面会はできなかったが、体の急激なこわばりはリウマチの悪化だということだった。

四月に最初の緊急事態宣言が発令された頃は、母はまだしっかりしていた。

学生のサークル内の感染が報じられたために大学に抗議の電話やメールが殺到したり、ある町で感染者が村八分にされるといった事例が報道された。ウイルスを恐れるあまり、感染した病者の人格を叩くという、コロナヘイトというべき現象に言葉を失った。

とはいえ、未知の伝染病だ。ハーモニーでも、高齢者が多かったり、ハイリスクとみなされる疾患を持っているメンバーもいるので、日々の活動の多くを自粛することにした。そして安全な範囲を探りながら、一人ひとりと離れてしまわないように工夫した。訪問や電話、メール等で安否の確認をしながら、スタッフ全員、知恵を絞って、在宅でもできる支援を試行錯誤したのだ。

在宅生活が長引くにつれ、弊害も出てきた。体調を崩すメンバーが出てきた。部屋で足を引っかけて骨折してしまう人、部屋の埃にやられて喘息が悪化した人、動かない生活が長くて腸閉塞を起こしてしまう人もいた。生活の変化がそれぞれの身の上に微妙な影を落としていた。

母の身の上に起きたことも、それと同じだったかもしれない。歳をとって外出を億劫がっていたところにコロナ禍が重なり、刺激の少ない生活を送っているうちに、心と体が少しずつ衰弱してしまったようにみえた。そして、人と人の距離が離れたことで、それに気がつくのが遅れた。

退院した母の介護保険のサービスが始まった。

「全部、自分たちで抱え込まずにサービスの力を借りてもいいいんですよ」というのは、障害・高齢を問わず、福祉の支援者の決めセリフだ。

ただし、相手が自分だとちょっと言いにくい。まだまだ大丈夫と自己暗示をかけて先延ばしにしているうちに、袋小路にハマってしまう。気がつくとすでに手一杯の生活の中で、自分の時間を極限まで使って消耗していく。早め早めに対応できるサービスがあればと思うのだが、社会資源も自分たちの介護資金も、無尽蔵にあるわけではない。

昼間はデイケアに行ってもらったり、ヘルパーに一日三回入ってもらったりしたが、デイケアはスタッフの感染で何度か休みになった。夜は妹と交代で、週の半分ずつマンションに泊まった。公務員の妻は保健所のコロナ担当の部署に異動になり残業も多かったので、家事を分担しても睡眠時間はいつも三時間ほどだった。

そんなとき、同じ年代のメンバーたちの言葉に救われた。かげさんと金ちゃんは親を亡くした直後だった。大仏さんやマッサン（次の章を参照）もそれぞれに家族を見送った人たちだ。

何人か集まると「親を在宅でみていて限界だと思ったのはどんな時か」などと介護談議が始まり、私は先輩たちの体験に耳を澄ませる。「親が徘徊して探し回ったとき」「親がお金をうまく使えなくなったとき」「トイレの失敗が多くなったとき」などなど。実感の伴った言葉が続く。

私が「夜、何度も呼ばれて起こされているうちに、すっかり不眠になったみたいだ。さすがに六〇歳を超えた自分には深夜の介護はきびしい」と愚痴っていたら、メンバーのお宅にヘルパーに入っているシノちゃんがサプリを勧めに来てくれた。彼もまた、最近、自宅で家族を見送った一人だった。

年があけて二〇二一年二月。例年ならにぎやかに人々を招いて行っていたアートイベントに代わり、ハーモニーではZoomを使ったオンラインイベントが行われた。札幌、大阪、岡山などに散らばったハーモニーの友人たちと繋いで、コロナ禍で途切れてしまった関係を確認し合った。それぞれに工夫を凝らして取り組んだイベントは、物理的に会うことを制限された私たちの追い詰められた気持ちが乗ったためか、熱い盛り上がりを見せた。

オンラインイベントが終わった翌々日のこと。地方の施設に入居中だった義父の訃報が届いた。しかし、緊急事態宣言のもと、東京から我々が駆けつけることはできなかった。もし行ってしまったら、葬儀で会ってしまう人たちの現地での生活に大きな影響を与えてしまう。夫を亡くした義母もまた施設に入居しており、東京の（県外の）我々と会ってしまったら一四日間は施設に戻れないというのも「コロナの論理」だった。

それぞれの工夫も家族の心情も越えて、「コロナの論理」が優先されることに苛立ちを感じた。それでも、私の部屋のディスプレーの前に喪服を着た息子と妻と私が並んで、Zoom越しに流れてくる義父の葬儀に「参列」した。画面の中の義父の笑った遺影や献花。画角の狭い視界に目を凝らす。Zoomのカメラを操っている姪っ子たちのクスクス笑いが聞こえ、誰かが泣き、誰かが走っていく。足りない情報を想像力で補いながら、意識を集中させる。

そういえば、先日のイベントもそうだった。脳内の、今まで使っていない部分が使われるのだろうか。疲労の仕方が違うのだ。Zoomでイベントをやったあとに葬式か、と溜息が出た。

「オンライン葬儀も高校の公欠（忌引き）になるのかなあ」

ちょっとだけニヤッとしながら息子と話す。そういうことも昨年までは考えたこともなかったと思いながら。


ショートステイに行く時には荷物が沢山必要だ。

歯ブラシに歯磨き粉、靴下や下着、寝巻などの衣類。ちょっと暑い日に備えてタンクトップ。寒いかもしれないから長袖も、と揃え始めると荷物はみるみる増えていく。

部屋を明るくすると母を起こしてしまうので、小さなスタンドの灯りの下で名前を書く。

持ち物に名前を書くことは、メンバーの入院の時には時々、やらせてもらう。それでも、メンバーの名前を書くのと、身内の名前を書くのは、少し違う感じがする。

かつて、母が私の持ち物に名前を書いて幼稚園や学校に送り出してくれたことを、次には保育園に入園した息子にも行った。そして今、母をショートステイに送り出すために、自分と同じ苗字を書く。突然の出来事のようでもあり、この日が来ることを、ずっと前からわかっていたような気がする。

誰の身にもやってくる老いが、私のところにも確実に訪れている。少しばかり違うのは、新型コロナウイルス感染症という病魔と、それに翻弄される私たち自身、そして社会のありようなのだろう。

15　父たちと戦争

マッサンは古本屋めぐりが好きな詩人だ。ハーモニーにやってきて一〇年間で四冊の手作りの詩集を出版した。年齢も一つ違いで、上京した時期も重なるので、昔ばなしができる数少ない相手だ。独特な言葉選びのセンスが楽しくて、いつも話し込んでしまう。

時々、父親や戦争の話をする。戦争が我々の親たちの人生を変え、息子の私たちが被ったことは何だったのだろうと話したりする。

マッサンと勝蔵さん

マッサンの亡き父上は、明治生まれで私の父よりは三〇歳近く上になる。太平洋戦争の後、音楽の教科書のセールスの営業で各地を回り、静岡の三島に泊まった時に、宿で働いていた母上を見初めて所帯をもったそうだ。父上の名前は勝蔵さんと言った。歳をとってからの子どもだったのでマッサンは溺愛された。小学校の頃には母上が働きに出て、勝蔵さんは家にいることが多かったという。

家に二人きりでいると、勝蔵さんは不思議な独り言をこぼした。視線はどこか遠くをさまよっていた。「二等兵が帰って参りました！」「ゆけゆけ男子」と叫んだかと思うと、「ここはお国を何百里」と高らかに歌った。目に見えない相手に向かって怒鳴ったり、戦いを挑んでいるようだった。

勝蔵さんが陸軍の兵隊として従軍したのは、太平洋戦争より前のことだ。職業軍人として二度出征した。詳細は語らなかったが、戦場でのことがフラッシュバックしていたようだとマッサンは言う。

もともと人付き合いが苦手で不器用だった勝蔵さんは、周囲と協調して社会の中でうまく立ち回ることができなかった。それで戦時中は軍国主義の考え方を妄信して、なんとか自分の居場所を見つけたのだろうとマッサンは振り返る。それなのに昭和二〇年の八月の敗戦を境に日本が変わった。明治生まれの勝蔵さんは「軍国青年」のまま戦後の時代に取り残されてしまった、というのが彼の解釈だった。

マッサンが物心ついたころには、戦後の繁栄に悪態をつくことが勝蔵さんの日課になっていた。家族の団欒《だんらん》の時間も、テレビは保守的な政治家の出演するものしか見せてもらえない。アイドルの出るようなテレビ番組は、学校の友達に話を聞いて想像するしかなかった。

「気の利いた人間は、寝る間も惜しんで勉強するもんだぞ」という勝蔵さんの言いつけを守ろうとしながらも、小・中学校の友達の世界と、勝蔵さんの求める世界との乖離《かいり》に当惑し、時に絶望した。同級生の家庭と全く異なる当時の生活を、マッサンは「普通は箸が入っているところに鉛筆があり、鉛筆の入っているところに箸があった」という喩え話で教えてくれたことがあった。

「父は戦争時代の価値観から抜けだせない人だったんです。僕が見たかったアイドルの番組のことを『ダラ番組』とか言ってね。嫌っていた。『昔はよかった。特高警察というのがあって、こんな番組なんて、しょっぴかれたぞ。戦争が終わったら、どいつもこいつも自由だなんてぬかしやがって！』と怒鳴っていました」

マッサンが父上の世界から逃れるために選んだのが、勉強だった。勉強で良い成績をあげれば勝蔵さんは評価してくれる。進学が、家から離れる最上の方法に思えた。

「それで、高校を卒業して思い切って上京したんです」マッサンは静かに話してくれた。

「すごい勇気ですね」

「だって、そうでもしないと自分が狂ってしまう気がしたから」

賄いつきの下宿を探し、そこから予備校に通ったが、父上の重力を振り切ることにエネルギーを使い果たしてしまったのか思うように勉学は進まず、浪人生活を送った。

驚いたことに、マッサンが二〇歳のとき勝蔵さんも上京してきた。

「お父さんがマッサンを追いかけてきた？」

「まあ、そういうことになります。父も八〇になっていましたからねえ。ずいぶんと衰えてはいましたけど。その後は、阪神大震災の年の一月に老衰で亡くなるまで、母と三人で暮らしましたよ」

「やはり、教育熱心なお父さんだったのですか」

「それがね。不思議なことに上京後は、勉強のことは何も言いませんでした。僕が神田の市場で働いていた頃は喜んでいたようです。僕も少しずつ自分の世界を持てるようになって、父の重圧を跳ね返せるようになっていたのかな」

「じゃ、お父さんはお父さんでマイペースに生きていけたのかな」

「一人でバスに乗って出歩くのが好きでした。九〇を過ぎても『今日は、練馬まで行ってきたぞ』と言ってましたから。僕の古本屋めぐりに似ていて、血は争えないな、と今になると思いますよ」

「マッサンはよくお父さんのことを『輪郭人間』と表現することがありますね」

「はい。外側は人間の形をしているのだけれど、中身はなにもない人間のことです。戦争の時に心を止めてしまって、新しい時代に合わせた心を更新できなかった。そんなふうに思います。PTSD（心的外傷後ストレス障害）っていうらしいですね」

「やはり、最後まで『軍国青年』の心を持っていらっしゃった？」

「どうだろうな。テレビで一度だけ、内戦で住む場所を失った外国の難民の様子を見て、『いや、戦争はやっぱりしちゃいけないな』と話していたのを覚えているんですよ。父の心の中はどんなふうになっていたのかと今でも思います」

勝蔵さんは九五歳までお元気で、阪神・淡路大震災の年にマッサンと母上に看取られて亡くなった。

そしてマッサンは、勝蔵さんにコントロールされていた子供の頃の時間を悔やむのではなくて、これからは友人たちと楽しいことを沢山したい、と話してくれた。

私の父もまた「輪郭人間」だったのかもしれない。マッサンの話を聞きながら、そう感じるところがあった。

広島の街

私の話をしよう。父と、生まれ育った広島のことだ。

私は一九六〇年（昭和三五年）に広島市に生まれて、上京する一九歳まで市内で暮らした。父は市内で開業する歯科医で、父と母と二つ違いの妹のいる家庭に育った。市内に祖父母の住む本家はあったが、父は東京の大学を出て、しばらくは岡山や千葉の国府台で研究者生活を送っており、私の生まれる二年前、結婚を機に歯科医院を開業するために広島に帰ってきたのだった。

それは私が高校の頃、八月六日の話だ。

広島の旧市街地は、放水路を含めて六本の川の流れる平坦な三角州の上にあり、当時の私は、西側の高台にあった我が家から幾つかの橋を渡り、幾つかの川を越えて自転車で通学していた。最初の川を渡り、緑の少ない灰色の街を一直線に二キロほど。さらに二つの川を越えると、目の前に緑の茂る平和記念公園*が現れる。

朝八時前の公園は人通りもまばらで、公園の中の小径をスピードをあげて抜けていく。その頃の私は、世界に自分の場所などあるはずないと確信しているようないじけた少年で、一瞬でもその場に留まることが我慢できなくて無心にペダルを漕いでいたけれど、公園の緑とキラキラ光る川面には心が躍った。

原子爆弾の投下された八月六日は夏休み中で学校に行くことは珍しいはずだが、夏期講習や部活でもあったのか、ある年、平和記念式典に遭遇したことがあった。いつもどおりペダルを漕ぎ進めていると、平和記念公園の手前の本川橋から規制されて、先に進めなかった。やむなく川の対岸を走ったように記憶している。

川越しに平和記念公園の方を見た。目にしたのは、緑の美しい公園と木々の隙間から見える純白のテントだった。数日前から、原爆が街に投下された日を目指してやってきた人々。プラカードや幟《のぼり》を手にした人たちも、大通りを歩いていた。

*平和記念公園とは、原爆死没者の慰霊と世界恒久平和を祈念して開設された都市公園。昭和三〇年（一九五五年）に完成。園内には、原爆ドーム、広島平和記念資料館、平和の願いを込めて設置された数々のモニュメント、被爆したアオギリなどがある。（広島市ホームページより抜粋。https://www.city.hiroshima.lg.jp/site/hiroshima-park/7480.html）

年に一回の式典が始まろうとしていた。ふいに、公園の中で行われている平和記念式典と、自分がいつも感じている広島の街の日常とに奇妙なずれがあることに、戸惑いを感じた。身のまわりで語られていた生々しい原子爆弾の話に比べて、コンクリートに塗り固められた地面の上で行われる記念式典は、どこか長閑《のどか》に見えた。少年の批判的な目には、鐘をついたり鳩を放つ儀式が、遠い世界のこと、絵空事のように感じられたのだった。

広島市のホームページには、原子爆弾の投下についてこんな記載がある。


昭和二〇年（一九四五年）八月六日午前八時一五分。

人類史上初めて、広島に原子爆弾が投下されました。

原子爆弾は、投下から四三秒後、地上六〇〇メートルの上空で目もくらむ閃光を放って炸裂し、小型の太陽ともいえる灼熱の火球を作りました。火球の中心温度は摂氏一〇〇万度を超え、一秒後には半径二〇〇メートルを超える大きさとなり、爆心地周辺の地表面の温度は三〇〇〇~四〇〇〇度にも達しました。

爆発の瞬間、強烈な熱線と放射線が四方へ放射されるとともに、周囲の空気が膨張して超高圧の爆風となり、これら三つが複雑に作用して大きな被害をもたらしました。

原爆による被害の特質は、大量破壊、大量殺りくが瞬時に、かつ無差別に引き起こされたこと、放射線による障害がその後も長期間にわたり人々を苦しめたことにあります。*

私が広島に生まれたのは、戦争が終わって一五年目だ。街には、未だに戦争の跡があちらこちらに残っていた。幼馴染のみっちゃんの家は、みっちゃんのお父さんを除いた全員が爆死していた。小学校の担任の腕には大きなケロイドがあった。小学校の裏の山を登っていくと、被爆死した人たちであふれたという防空壕があった。

八月六日の広島は沢山の人の命日だった。父は「一日中、カブ（ホンダのスクーター）で坊さんが走り回る日」と笑っていたが、それは誇張でもなかった。あちらこちらに線香の匂いが染みついていた。

我が家にも毎年繰り返す決まりごとがあった。

祖父が生きていた頃は、六日の午後になると、祖父、祖母、伯父の家族と我が家の四人が車に分乗して、旧市街の中央からやや東側に位置する比治山に出かけた。山といっても標高七〇メートル程度の高台だ。春は桜、秋ならば紅葉の美しい市民の憩いの場であり、子どもたちには遠足や写生大会の場所としてお馴染みだった。

曲がりくねった道を進んだ中腹あたりで父は路肩に車を停め、私たちは降りる。木立をかきわけて林に入っていくと、小さな樫の木が見つかる。だいたいいつも、セミが鳴いている。広島のセミは耳鳴りのようにうるさいアブラゼミだ。

＊広島市ホームページより「原爆被害の概要」https://www.city.hiroshima.lg.jp/site/atomicbomb-peace/9399.html

先に着いた祖父母が水筒の水を樫の木の根元にかけ、父に促されて私と妹はしゃがんで手を合わせる。セミ時雨の中、祖母のすすり泣きがいつまでも聞こえ、祖父は難しい顔をして横に立っている。それが八月六日の家族の景色だ。

それぞれの八月六日

父は一九二七年（昭和二年）に広島県の東のはずれの福山で生まれた。祖父が銀行員だったので転勤で各地を点々とし、一九四三年頃に一家は広島市内に移ってきたらしい。父には二人の姉と一人の兄がいたが、樫の木の根元で亡くなったのは上の姉の方だった。原爆投下の日、自宅を出て爆心地の方に向かって歩いていて熱線を浴び、全身に火傷を負って、祖父母に担がれて比治山までたどり着いたところ、この木の下で息絶えた。子供の私には、幼稚園や小学校の行事でいつも出かける公園の隅で、父の肉親が亡くなったという事態がうまく呑み込めなかった。

あたりは一面に亡くなった人たちが横たわっていたという。比治山の樫の木の下で、私は会ったことのない父の姉である裕子《ひろこ》伯母の写真の面影を脳裏に描きながら、手を合わせた。牛乳瓶の底のような度の強い眼鏡をかけた真面目そうな伯母は、子どもの私の想像の中では甲高い声をしていた。

もう一人の父の姉、美枝子伯母は原子爆弾が炸裂した時には、爆心地から遠ざかる電車に乗っていた。電車の中央に立っていて周囲の人たちが壁となったのか、彼女は火傷を負うことはなかったが、家にたどりつけず、三日三晩、燃え盛る街の中をさまよった。夜は、遺体を焼く煙に霞む満月を、港から眺めていたという。倒壊した自宅にたどりつき、全身に傷を負った両親と姉の亡骸を前に、言葉を失った。庭で姉を荼毘に伏して、骨の一部をありあわせの缶に入れて持ち歩いていたと美枝子伯母は教えてくれた。

子どもの私は、骨が缶の中でカラカラときれいな音を立てる様子を想像しないわけにはいかなかった。自分の想像力が生み出した音なのに、しばらくはそれが耳から離れなかった。学校に向かう川沿いの道を自転車で走っていても、不意に水面の方からその音が聞こえているようだった。

そして、四人兄弟の一番下が私の父である。学徒動員で、広島市の隣の呉の軍港で、軍艦の船体についた貝殻などを削ぎ落とす作業をしていたが、旧制中学卒業後の八月には、医学歯学専門学校の新入生として東京で学んでいた。だから、父は八月六日には広島にはいなかった。何かとてつもない新爆弾が炸裂したと聞いて、鉄道と徒歩で彼が広島に入ったのが九日のことだ。

市内の鷹野橋で中学時代の親友の遺体を見つけ、実家の焼け跡で骨になった姉と再会する。父の死後、机の中で見つけた彼自身の日記に従えば、父は即座に「激憤にかられ、特攻隊に志願」したが、八月一五日の日本の無条件降伏は目前だった。

数年後に大陸から奇跡的に帰還した伯父を加え、父の兄弟はそれぞれの戦後を生きた。被爆にまつわる出来事は、一人ひとりのかけがえのない人生を暗転させた、と、一言で片づけるには言葉が軽すぎるだろう。無数の無名の市民というが、彼らにはそれぞれに大事な名前があった。しかも、それは広島ではどこの家でも起きたできごとだった。

八月六日は、多くの人にとって大事な人を失った日であり、父が言ったように、お坊さんたちがスクーターで走りまわる忙しい日だった。

少しだけ奇妙なことがあった。美枝子伯母が焼け落ちた街を見ていた時に、不思議な声を聞いた。低い男性の声が、「生き残ったあなたの使命に従え」と彼女の背後から語りかけたそうだ。のちに美枝子伯母はカトリックに入信し、聖体礼拝会という修道会のシスターとなって、体調の不調を訴えつつも、九九歳まで生きた。後年、私が幻聴や幻覚を体験した人たちと活動していて、「幻聴妄想かるた」というものを作ったりしている、と告げると、顔をくしゃくしゃにして笑って「声ならば私も聞いたわ」と事もなげに言った。

美枝子伯母は長年、広島の地で更生自立援助施設を仲間のシスターと一緒に運営し、少年院を出た女性たちの支援や篤志面接委員をしていた。八〇歳を過ぎたころ電話があって「最高裁判所でバッジみたいなのをくれる言いよるから、あんた取りに行ってくれんか?」と言いつけられた。行ってみたら藍綬褒章という褒章を受章する席で、驚いたことがある。

伯母は私のことを福祉に携わる「仲間」だと感じてくれていて、それはそれで私にはちょっと当惑することでもあったが、うれしくもあった。

プラモデル

父は五二歳で亡くなった。父と戦争について話したことはあまりなかった。マッサンの父上と同じで、私の父も軍歌を聞いていた。夕食後のひととき、私と妹は父の自慢のステレオの前に座り、ＬＰレコードを聞かされ、時として歌わされた。父はご満悦で、私たちは何時間も軍歌を聞いているしかなかった。

幼い頃の思い出の中の彼は、デスクでプラモデルを作っていた。戦闘機や戦車、軍艦を作り、丁寧に塗装してサイドボードに並べていくのだ。息子の私に作ってやるというわけではなくて、自分のために、何時間もただひたすら没頭する。といっても、幼い私が横にいても嫌ではなさそうだった。

とりわけ力作だったのが、アメリカの爆撃機だ。

「こげな奴が広島を爆撃したんじゃ」と話しながら、一つひとつの部品にヤスリをかけ、細かな塗装を施していく。その横で幼い私は、有機溶剤の匂いにクラクラしながら、工程の一つひとつを目を凝らして見ていた。

「こんなすごいもんに勝てるはずじゃと思うとったんがバカじゃ」と聞こえたのは、独り言だったのか、それとも私に話しかけた言葉だったのだろうか。そして父は、数日かけて組みあがった銀色の機体を頭上でグルグルと回して私に見せた。機体の先端にはENORA GAYの文字。垂直尾翼には識別マークなのか、〇のなかにRが描かれている。

それは、広島に原子爆弾を投下した米軍の爆撃機エノラ・ゲイ号だった。凝り症の父がタミヤカラーで着色した爆撃機の機体は銀色に輝いていて、テグスで天井から吊るされた姿は巨大で、怖ろしくも美しいとも感じられた。私は父と並んで畳に寝転んで、随分長い時間、その銀色の機体を眺めていた。

私の父もまた、マッサンの父・勝蔵さんと同じで、戦後を「輪郭人間」として生きていたのかもしれない。広島という軍都に生き、戦争に疑いを抱くことなく毎日を送っていた一八歳の父の上に、原子爆弾はどんな様子で訪れたのか。もし父が生きていたら、語り合える日は来ただろうか。本当のところ、それはちょっと自信がない。

父たちのいた地面

二〇一三年だったか、福島菊次郎さんの映画を見ることがあり、少年時代に私が平和祈念式典に感じた違和感が何であったかを考える機会を得た。

菊次郎さんは写真家でジャーナリスト。私が生まれた頃から、原爆や自衛隊、公害などをテーマに活動を続けてきた人で、映画上映会の時にお会いすることもできた。

観たのは「ニッポンの嘘――報道写真家　福島菊次郎九〇歳」という菊次郎さんの活動を追ったドキュメンタリーだ（監督　長谷川三郎、二〇一二年）。映画では、広島の街で、ABCC（比治山にあった米軍の作った原爆傷害調査委員会。被爆者の病理標本の採取を行った）に憤り、原爆スラムに住む朝鮮人の被爆者にカメラを向ける、彼の姿が映し出された。

スラムが壊され、街がきれいに整備され、平和記念都市として戦後の復興の象徴としてよみがえった広島。菊次郎さんはその広島に白けた眼をむける。

「今、現実にある広島はもう撮らないでしょう。みんな嘘なんだもの」

「（自衛隊の嘘はカメラで告発しましたが広島の嘘は撮ろうと思わないんですか？の問いに）見えないんだ。色として定着できない。そういうものを意図的に隠したんだ。だから全国で一番先に、あそこを『平和都市』にした。隠ぺいするために。肝心なものを消却していって、その跡に平和公園という夢みたいな場所を作った」

そんなふうに、画面の中の菊次郎さんは、顔中を皺だらけにして話していた。

少年だった頃の私が、手を打ったような気がした。あの時に感じた違和感。戦後の広島の街に育った少年の自分にとって、身近な人たちの苦しみを入れる器としては、平和記念式典は穏やかで美しすぎた。そしてそういう儀式が、戦後の復興の中で取り残された人たちを不可視化してしまう気がして、反発を感じたのだ。

祈りは時として慟哭《どうこく》と糾弾《きゅうだん》と怒りを孕《はら》んでいる。祖父母や父の兄弟、友人家族や近所の人たちの身の上に起きた理不尽さに、少年の私は怒っていた。そのことに、今更ながら気づいた。そして、軍都としての広島、軍港としての呉を考えたとき、広島という場所が持っていた加害性も、式典の中で曖昧に見えなくなっていた。ジャーナリストとしての福島菊次郎さんの視線の鋭さには、感服するしかない。

最近、といっても五年ほど前だろうか。平和記念公園の下に被爆当時の痕跡がそのまま残されているというニュースを聞いた。戦後に中島地区の盛り土をし、その上に公園を整備したため、公園の下には焼けた中島地区の痕跡がそのまま閉じ込められているという。わずかな部分であるけれど、二〇二二年に「被爆遺構展示館」として公開が始まった。そこに祖父母や伯母や父たちがいた「地面」がある。その時代を知る家族が居なくなってしまった今、「地面」が残っていることがかけがえのないことのように思う。

我々が見えなかったものがそこにあり続けたということに、私は気持ちの高ぶりを抑えられない。

平和公園を作って、その下に街を閉じ込めても、それはそこにあり続けていますよ。そう福島さんに伝えたい気持ちになった。なんであれ、その上をきれいに新しいもので覆っても、立ち上ってくるものがある。それが香《かぐわ》しいものであるか瘴気《しょうき》が漂うものであるかは別として、語り継がれる思いや言葉は、これからも、コンクリートの割れ目から吹き上がってくるに違いない。そう信じたい。

すでに生まれた時にはコンクリートで覆い隠された街だとしたら、その下の屍《しかばね》を思いおこす想像力・妄想力こそがこれからの武器なのだろう。

二〇二一年の夏は、認知症状の進んだ母と一緒に、平和記念式典の中継をみた。母は東京から嫁いで父の死までの二〇年ほど広島の街に暮らしたのだが、今では、広島が世界中で一番いとおしい街になっていた。式典に出席している人たちが自分の広島時代の親戚や友人に見えたらしく、私に「あとで、あの人たちに『わたしは元気にやっていますから、心配しないでください』とメールを打っておいてね」と言った。

私にしても、少年時代には違和感のあった平和記念式典の中継を見ながら、今はそれが懐かしさを感じさせる映像に変わっている不思議に驚いた。私の根っこがつながっている場所がそこにある。

あの街に暮らす若い人たちは、過去の戦争を、そして未だに核が無くならない世界をどんなふうに見ているのだろうか。自分がいま抱えていることの整理がついたら、広島の街に少し長く留まって、若い人たちの声に耳を傾けてみたいと夢のようなことを思っている。

ひとつ不思議に思っていることがある。父の作っていたプラモデルのことだ。

調べてみるとエノラ・ゲイの同型の機種であるB29だが、当時発売されていた国産のプラモデルの中にはB29はないのだ。確信があっただけに、それを知った時には唖然とした。だとすれば、父はどこかから取り寄せたのか、あるいは、手先が器用だった父がもう少し小さな機種をエノラ・ゲイに似せて塗装したのか。あのシンナーの強烈な匂いが、幻だったとは思えない。それとも、幼い私がさまざまな断片をもとに頭の中で作り出した、偽の記憶だったのだろうか。

五〇年前の記憶だと思っていたのは、私の見た夢ではなかったと言い切る自信もないのだ。

エピローグ——長島愛生園を訪ねて

二〇二二年九月一〇日。まだ夏の日差しの強い頃のこと。私は岡山県の東のはずれに近い長島に足を運んだ。国立療養所長島愛生園はハンセン病の施設だ。ここを訪れたのには理由がある。本書で父のことを書きながら、思い出したことがあった。

広島にいた頃のことだ。私が中学に入る前のことだから、一九七〇年か七一年か。父が、橋の架かっていない島のことを話してくれた。その島には病気の人たちが住んでいるという。難しい病気なのだが、原因になる菌を人に移してしまわぬよう、その人たちは島から出ることはできないのだという。

「本当に向こう岸までわずかな距離なのに、橋がないんよ」と父は言った。

「いつか克《かつ》に見せてやれりゃあ、ええんじゃが」

橋がないんよと言った父の口調には、そのことを不本意に思っているという響きがあった。とはいえ、父の語る島の話は唐突すぎて、子供心には何かおとぎ話のような、世界のはずれの出来事のように感じられた。

父は一九四五年の終戦を広島で迎えたあと、原子爆弾で焼き尽くされた広島の街から再度上京し、医学歯学専門学校を卒業した。しかしそのまま歯科医師の道には進まず、一九五二年に岡山大学の細菌学教室に入局している。どうやら、その頃に、橋が架かっていない島を訪れたらしい。父のその時の話で覚えていることは、多くはない。だいたい、こんな内容だった。

その島には二、三回行ったのだが、大勢のらい病の患者さんたちが共同で暮らしていて、お父さんはその人たちと野球をしたよ。ものすごく上手な人がいてびっくりした。

患者さんたちは握り飯を振舞ってくれた。お父さんの仲間の中には感染を気にする人もいたが、その頃は薬も出回り始めていて、それに体の中に菌が入っても滅多なことでは発症しないことや、発症まで何年もかかることがわかっていたから、お父さんは気にせずご馳走になったよ。

本書の執筆にあたり父のことを調べ直すまでは、橋の架かっていない島のことは忘れていた。というよりも、おぼろげに覚えてはいたけれど、自分の今とつながりがあることは自覚していなかった、と言うのが正しいかもしれない。

近年、首都圏でも国立療養所多磨全生園の企画展が開かれたりして、ハンセン病療養所の名前が目に触れる機会が多くなってきた。何よりも二〇〇一年のハンセン病国家賠償請求訴訟の原告勝訴のニュースは、すでに福祉の仕事に就いていた自分にも強い印象の残るものだった。

私が仕事として選んだ精神科の領域にも「隔離」の歴史があり、劣悪な環境、独善的な医療や福祉のパターナリズム（父権主義）や社会の無関心などが、色濃く影を落としている。結核、精神病、ハンセン病の名を挙げて三大隔離病という人もいる。心のどこかで、ハンセン病や全国の療養所のことが気にかかっていた。

そして、橋のない島を「いつか克に見せてやれりゃあ、ええんじゃが」という父の言葉がひっかかっていた。あれはどういう意味だったのだろう。

記憶はいつだって勝手に書き換えられる。そもそも、父の言っていたのは、その長島愛生園という場所なのだろうか。

思い切って愛生園に連絡を取らせていただいた。歴史館は個人での見学も可能だとお返事をいただき、私は西に向かった。

橋のない島

岡山駅から赤穂線で二五分。邑久《おく》駅に着いた。さらにバスで四五分ほど。このバスは週末には一日三本しかない。バスは峠を越え、いくつもの集落を過ぎ、徐々に瀬戸内海に近づいていった。一瞬、左側の風景が開け、前方に青いアーチ橋が見えた。邑久長島大橋だ。感慨を抱く間もなく、バスはあっという間に海峡を渡り終えた。

日本のハンセン病対策は一九〇七（明治四〇）年の「癩《らい》予防に関する件」という法律から始まる。

当時は「浮浪らい」と呼ばれた定住先のない人たちの受け皿として、療養所が設置されていた。

長島愛生園が日本最初の国立ハンセン病療養所として開園したのは一九三〇（昭和五）年。戦時体制に向かう中で、翌三一年、「癩予防法」が制定され、在宅患者も含めた「絶対隔離」が始まる。全国各地でハンセン病患者を療養所に収容することを目的とした「無らい県運動」が官民一体で推進され、強制収容が進んだ。

戦争が終わり、治療薬「プロミン」が普及し、ハンセン病が治る病気になったにもかかわらず、隔離は続いた。ここでは終戦は解放ではなかった。一九五三年に改正された「らい予防法」においても、強制収容政策が続いたのだ。

「人間回復の証」として入居者たちの悲願だった邑久長島大橋が一九八八年に開通し、本土との往来が可能になったが、「らい予防法」が廃止されるまでには、さらに八年の月日が費やされることとなった。

一時は二〇〇〇人を超える入所者がいたが、現在は一〇〇人ほどで平均年齢は九〇歳近い。すでにハンセン病は治癒した人ばかりだが、他の疾患の治療や介護を必要とする人たちが暮らしておられるという。

愛生園歴史館では、学芸員の木下浩さんが対応してくださり、一九五〇年当時のことをいろいろお聞きすることができた。

当時は野球が人気で、園外から慰問として野球チームが来園することも多く、交流もあったそうだ。園内には複数の野球チームが組織され、リーグ戦を行うほど盛んだった。父が島の人たちと野球を通じて交流したのは不思議ではない。さらに治療薬の登場により、ハンセン病は不治の病ではなくなったというのも確かで、幼い私に父が話してくれたことは、聞き違いではなかったのだ。論文は見つからなかったが、園と大学との交流の可能性も大であった。

私の話を聞いて木下さんは、大学の所属から考えると父が診療行為に携わったとは考えにくく、基礎的な研究の手伝いのような立場で愛生園に立ち寄ったのではないか、と推測してくださった。その時期はスポーツや文芸などの文化的な交流だけではなく、研究者たちも多く島を訪れていたという。年若い父は、大学の研究者のお供のような立場だろうか。

父が訪れたとしても七〇年前のことだ。確実な証拠があるわけではないが、少しずつクリアになってきた。ここが、幼い私に父が語ってくれた場所だったように思えた。

「隔離」の歴史を訪ねて

私は歴史館の展示を観て、園内の見学可能な場所を歩き、夕方のバスの時間まで館内の資料を読んで過ごした。コロナウイルスの感染拡大防止のため立ち入ることのできる区域は限られていたが、それでも、歴史に留めておかなくてはならない建造物を見て回ることができた。

今では一部が海中に崩れ落ちている「収容桟橋」は、昭和三〇年代半ばまで使われた入所者専用の船着き場だ。収容される人たちは患者専用列車で岡山駅につき、虫明港まで護送車で運ばれ、そこから専用の船で島に送られる。入所者はここで家族と別れ、それが一生の別離となることも少なくなかった。

「収容桟橋」から上陸した入所者は、「収容所」（のちに回春寮と呼ばれた）と呼ばれる、入所の手続きのための施設に一週間ほど滞在する。建物内に残る消毒用の風呂が痛々しい。首までクレゾール入りの風呂に浸かることを求められたという。荷物が検査され、金銭は取り上げられ、逃亡防止のために島の中だけに通用するブリキの貨幣を渡されたという。

収容所を出て海沿いに歩くと、「監房」がある。「癩予防に関する件」の改正により、療養所の所長には「懲戒検束権」が与えられていた。この「監房」は愛生園の開園と同時に建設され、風紀を乱した者、逃走または逃走を企てた者、秩序を害しまたは害そうとした者を収監したという。収監中は食事が制限され、病気の治療も受けることができなかった。一時は精神障害者もここに収監されていた。所長が裁判等の手続きを踏まず、懲戒権を持っていたことには、驚くしかない。

園内のスピーカーからは、ＮＨＫのラジオ番組が大音量で流れている。大相撲中継だろうか。朝方、園に着いた時にはちょっと変わった園内放送かと思ったが、道の分岐するところにスピーカーを設置しラジオ放送を流し続けているのは、視力を失った患者たちに、そこで道が分かれていることを知らせるための工夫だと聞いた。

でも、この時間は歩いている人は誰もいない。一〇分経っても二〇分経っても誰一人、往来を歩く人を見かけることはなかった。のこったのこったのこった、興奮したアナウンサーの叫びと会場の歓声が、日暮れにはまだ間のある瀬戸内の景色のなか、大きく響きわたっていた。

ひとけのない園内を歩きながら、私は体が熱くなるのを感じていた。ここで行われたことがわかってくるにつれ、私は自分の中に湧きおこる感情に気がついた。予期しないことだった。私は怒っていた。

歴史館は開園当時からあった旧事務本館を改装した、趣のある建造物だ。外壁に絡まる蔦《つた》が歴史を感じさせた。

資料室の入口に入ってすぐのところに、往時の園の全景を示した大きな模型がある。一九五五年(昭和三〇)頃の様子が再現されたもので、幅三・七メートル、奥行き一・九メートルの大きな模型だ。かつての入所者の手で作られたと聞いた。園内の小さな造形物まで再現されていて、驚くばかりだ。赤い線で、入所者が出ることのできない区域が仕切られている。入所者専用の地区には、病棟、治療室、精神病棟、注射場……等々、過密とも思えるほどの建造物が山肌を覆っている。他にも多くのものがあった。小学校、中学校、高等学校。多くの宗派の寺院や教会、人々が野球に興じるグランド、そして火葬場。娯楽も沢山あったそうだ。運動会、患者たちのハーモニカ楽団、祭りの風景、園内で行われた歌舞伎。なんでもある小さな都市のようだ。

模型の中でもとりわけ建物が密集しているのは、「十坪《とつぼ》住宅」と呼ばれる、六畳二間の平屋の住居が集まった区域だ。戦前にできた住宅で、入居者が増加する一方、国の予算が十分でなく、居住スペースを確保することが困難になったため、初代園長が考案し市民からの寄付によって作られた住宅だという。十坪住宅の区域には一時、一〇〇〇人以上の人たちが暮らした。

住宅には園内で知り合い、将来を誓った夫婦も住んだ。園長は入居者同士の婚姻を推奨したが、婚姻は男性の断種手術と引き換えに許可されたという。断種手術は当初は法的な根拠のないまま行われ、後年は優生保護法という悪法を根拠に強制されたのだった。優生思想という言葉が脳裏を走る。なんでもある小さな都市のような施設は、決して都市ではなかった。出口を閉ざされた隔離施設だった。

最果ての地

戦後、治療薬によってらい菌の反応がなくなり、退所が可能になったにもかかわらず、園から離れられない人、一度退所して戻ってくる人も多かったと聞いた。治療法が確立されても、法律が廃止されても、それでも社会の差別と偏見は残っていたのだ。交通機関、飲食店、そして郷里。さまざまなところで彼らは拒否された。園内の納骨堂には故郷に葬られることのなかった遺骨が三六〇〇柱も納められており、その骨壺には、郷里の家族に迷惑がかからぬようにと本名が記されていないものも多いという。
館内で閲覧した山陽新聞社編「語り継ぐハンセン病――瀬戸内三園から」には、一九九八年に九州の療養所の入所者が「らい予防法」違憲国家賠償請求訴訟を提訴した際の説明会で、愛生園の入所者が語った言葉が記されている。
「おまえらに何がわかる。俺たちはここがなかったら、のたれ死にしていた。ここに救われたんだ」(一七二ページ)
確かにここだからこそ、生き延びることのできた人はいたにちがいない。賠償請求訴訟を支持するかどうかで、園の中でも対立が起きたそうだ。

「ここに救われたんだ」

この言葉は私に、かつてのハーモニーのメンバーであった修三さんの「今がいちばんいいよ」という言葉を思い出させた。ハーモニーが開所して数年後のことだ。新人施設長だった私の前で、そう言った修三さんの笑顔が忘れられない。

当時の私は、自分の職場であるハーモニーを社会の恩恵から遠く離れた「最果ての地」になぞらえ、だからこそ社会の規範に縛られない特別な場所にできないかと考えていた気がする。だから、苦労してハーモニーにたどり着いた修三さんの「今がいちばん」という言葉が長らく私の中の支えになっていた。

当時の私は、他に選択肢のない差別の構造の中で、「ここしか行くところない人たち」が語る「今がいちばん」という言葉の残酷な意味を理解していなかったと思う。最果ての地はパラダイスではない。「ここしか行くところがない」状況を容認しているのは、社会の中で無自覚な多数派として生きている自分自身であるかもしれないのに。

「今がいちばん」と言ってくれる修三さんに感謝しながら、今いる場をひらき、いっしょに橋をかける方法を考えてみたい。今なら、そんなふうに言うだろう。

今いる場所から

午後四時過ぎ、まだ陽の高い瀬戸内海を眺めながら、邑久駅に向かう最終バスを待つ。

私は頭の中で、一九五五年当時の園を再現した模型の中に、二〇代の父をおいてみた。彼はこの場に何を見たのだろうか。あのとき、私に話してくれたことは他になかったのだろうか。記憶の中の父は、こちらが凝視すればするほど曖昧に姿がぼやけてしまう。

歴史館で当時の話をうかがい、父が七〇年前の長島で実際の診療には関わっていないらしいと知ってホッとした自分を、恥ずかしく思った。ここを訪ねる前の私は、隔離の歴史は、医者が患者の人権を抑圧していた歴史だという単純な構図しか見えていなかったかもしれない。実際は、医学、宗教、福祉、法律、教育、すべてをあげて国策として隔離が行われていた。差別を支えるシステムが大きくなればなるほど差別は見えなくなり、違和感を感じなくなる。国を挙げての隔離は「大義」となり「当たり前」になってしまった。

ここでの滞在中に入所者の人柄に触れ、彼らが橋のない島に隔離されていることに戸惑いの気持ちを抱きながらも、やがて自分の生活に帰っていく。そんな若い日の父も、隔離を黙認していた側の一人だったと考えてよいのかはわからない。結局、彼が何を見て、何をしたのかあるいはしなかったのかは、推測でしかないからだ。

私にとってリアルなのは、橋のない島にいた人たちとの忘れられない出会いを語り、いつか息子の私にも島を見せてやりたい、と語った父だ。その言葉があったから、五〇年後に私が長島を訪ねることができた。

父はまだ見ぬ島のことを私に知らせた「語り部」であった。

いなかった人

戦争が終わり、開放的な時代が訪れても、繁栄の陰で入居者の断種手術は粛々と実施された。愛生園に送られた人たちは「いなかったこと」にされようとしていた。神経障害で痛みや熱さを感じない体は、過酷な労働で傷つき、命は削られていった。「いなかったこと」にされた人たちは「死んでもいい」と見なされた人たちだったのかもしれないと考えることはつらい。

そのことは、精神障害と言われる人たちの身の上に起きたことに似ていないだろうか。妄想の強い精神病の患者たちは、戦前は家族や共同体のなかの座敷牢に閉じ込められ、戦後の繁栄の時には山奥の病院に隔離され、見えなくなった。社会から排除されないためには、核家族の中に引きこもるか、再発しても再発しても労働力として身を差し出すことしかなかったのだろうか。二四時間働くことを美徳とする社会では、心の不調は「気のせい」であったり「甘え」であり、精神論で乗り越えられると思い込もうとしていた。自己責任ばかり求められる社会では弱音など吐けるはずはない。心病む者は口をつぐみ、町の中にいながらも「いなかったこと」にされてきた。

三〇年近く前、それまでの人生では交差することのなかった人たちと、ハーモニーという場で出会った。鼻の中に小人が住んでいる佐野さんに初めて会った夜以来、修三さんや勝一さん、ジミーや進さん、のんさん、良太さん、かげさんや金ちゃん、大仏さん……。ひとりひとりと共に時間を過ごした。

毎日、とりとめない話をしていたら、気がつくと、人生における大事な場面に行きあわせたりしていた。資格があったわけでも、資質が備わっていたのでもなく、私は本当に偶然にその場に居合わせただけだと思う。そういうかかわり方がいいと言ってくれたメンバーもいたが、なにかの役に立った実感もなく、それ以外にやりようがなかった。

そんな日々を続けているうちに、周りを見回すとちょっと前までは、隣にいた人たちがすでに鬼籍に入っていたり、元気でいても昔のことを思い出すのが難しくなっているのに気がついて、慌てることになった。このままでは、彼らと生きてきた軌跡を知るのは私だけになってしまう。すでに会えなくなった人たちから聞いたことや、私がかかわった出来事を言葉にし、残しておこうと考えたのはそれからだった。彼らを「いなかったことにされた人」にしたくなかったのだ。

そうはいっても、社会の中に身を置きながら、その社会自身が「いなかったこと」にしようとしているものに、私たちはどれだけ自覚的になれるのだろうか。

システムにからめとられてしまう大きな言葉ではないとすれば、何を、どんなふうに語り継いでいけばいいのだろう。

私は、あらためて日本中の、いや世界中の語り手のことを思った。

広島の被爆者や私のような二世の体験。精神病やハンセン病の闘病と隔離の体験。それだけではない。さまざまな当事者とその出来事を語り継ごうとしている人たちと出会い、その語る言葉をもっと聞いてみたいと思った。

そして、私も今いる場所から、何かを語りはじめ、語り継ぐことはできるだろうか。語り継ぐことは、最果ての地から橋を架けていくことになるだろうか。

バスは、夕日に染まった邑久長島大橋を数秒で渡り終え、邑久《おく》駅に向かって走っていく。

あとがき

二〇一八年、メンバーや多くの応援してくださる方たちと「超・幻聴妄想かるた」を作った時のこと、私は解説冊子に載せるテキストを担当させてもらった。内容はハーモニーの「場所づくり」の話が中心で、準備していたメンバーから聞いていた生活のこぼれ話や、鬼籍に入った人たちのことをすべて盛り込むことは、分量的に難しく、心残りだった。

そんな時に機会をいただいたのが、雑誌コトノネのウェブページ上の「ぼくらはみんな生きている」というコラムだった。コトノネは「全国の障害者施設、就労支援施設の経営改革に関するさまざまな提案を行うことを目的に、二〇一二年一月に創刊された雑誌」（ホームページより）で、今までにない切り口の情報を私たちに届けてくれている。そのコトノネ編集部の御厚意で二〇一八年の八月から三年間、不定期にウェブ上の連載の機会をいただいたのだ。有難いことだった。メンバーたちの日々をテーマにいくつかの文を書いた。その時に書いたものが、この本の最初の方のいくつかの章の元になっている。

町の小さな施設で仕事をしてきて、「精神障害者」と呼ばれる人たちは、社会の中でいないことにされてきた人たちだという思いを捨てきれない。

コトノネのコラムの「ぼくらはみんな生きている」という少し古くさくて力の入ったタイトルも、世の中にはこんな日々を過ごしている人たちがいるということ。そして、そのそばで右往左往しながら隣にいる私のような者がいる（もちろん、この国に沢山いる同業者の一人として）ことを伝えたい思いがあったからだ。

連載を終了したタイミングで道和書院の片桐さんから、本を作りませんかとお誘いをいただき、この機に、大幅に新しい章も加えることにした。

もう会えない方たちのことから書き始めたが、現在もハーモニーを利用している方にもお話をうかがい、それを題材に新しい章も加えることにした。そして縦軸に時間の流れを置いてみた。経済や福祉制度の変遷だけでなく、震災や原子力災害、コロナウイルスの蔓延という稀有な事態は、私たちの上にもなにがしかの影を落としていたのは確かだった。

まえがきにも書いた「最果ての地にある小さな出張所」で、それほど多くはないその地の人たちを相手に、便利屋のように毎日の出来事に右往左往しているうちに、私自身もまた、この地に馴染んできたのかもしれない。

馴染んだという言葉を使ったけれど、何かがわかったとか「理解」したということと、ちょっとばかり区別したかったからだ。

わかるとか理解という言葉はどこか、相手を支配し、取り込むような気持ちの悪さがある。わかる／わからないを置いておいて、ただ、話を聞いたり一緒に居たりすることしかできない時間が私の日常のほとんどだった。この本の中で書いてみたかったのは、そういう日々のことだったと思う。

幻聴に耐えかねたジミーが夜中に叫んで私が呼ばれるとき、勝一さんが若松組に邪魔されて歩けなくなり迎えに行くとき、その「しんどさ」の渦中にいるのはジミーであり、勝一さんだ。つきあいの年数を重ねれば、彼らが「しんどい」思いをしていることくらいはわかるようになるけれど、その「しんどい」の内実は、やはり、私のものではない。

けれども、彼らの「しんどさ」は私を動かす。求められるままに、私はジミーの横に居て、夜明けまでCDでソウルミュージックをかけたり、「若松組、どこかにいけ！」と大声をあげながら勝一さんを助手席に乗せて車を走らせる。ついでに一緒に床を踏み鳴らす。私は、それで「しんどさ」の元がなくなったりしないことをだいたい予想しているし、合理的でないこともわかっている。でも、やはりその時は、それをする以外にない気もしたのだ。

そんなつらい最中《さなか》であっても、時々、一瞬、波が引いていくことがある。

不意に訪れる安堵の笑いであったり、一緒に口ずさんだ歌や一緒に食べたハンバーグ定食であったり、タバコの一服やダジャレが、忘れられない。

そんな小さな出来事など、意味はないという人もいるだろう。彼らが直面しているものから考えれば、苦痛を少し先送りするだけのことだと。でも、そういう先送りの連続の先に夜が明けていたり、一〇年後に振りかえって「あの時は、ヤバかったねえ」と笑い話ができることもある。今ならば、そんな小さなことの積み重ねで、人は生き延びることだってある、と私は断言する。

そういうかかわりは、福祉的でも専門的でもないのかもしれない。でも、諦めずに小さなかかわりと工夫を重ねていけば、異なった者同士が隣り合いながら、互いのかえがえのなさと、どうしようもなさにうろたえながらも、同じ場に居続けることはできるのではないか。私が感じたのは、そういうことだ。少なくとも、橋のない島に施設を用意したり、山奥に病院を作らなくてもいい。最果ての地に籠《こも》ってしまう必要もない。線引きをしなくても一緒にやっていける。そういうことだ。

ここで、本書の登場人物と取り上げたエピソードについて説明しておきたい。

まず、私に関係することは概ね事実に即して記述した。一方、ハーモニーの人たちに関わる部分の記述には、いくつかのパターンがある。

本書のために、あらためて過去の出来事を聞かせていただき、言葉に起こし、内容を確認しながら進めた人たちがいた。原則として、個人が特定されないようにニックネーム、疾患、背景、状況・属性などを相談しながら改変したけれど、事実に即した表現を希望された場合はご希望に沿った形に書き換えた。こんなふうに、相談しながら文章を書くことが可能なのも、本書の第Ⅱ部でもとりあげた「幻聴妄想かるた」というハーモニーの活動があったからだと思う。個々の生活を題材に「かるた」という施設の自主製品を作るにあたって、ひとりひとりの気持ちを出し合いながら「語りたいこと」と「漏洩しないこと」の両立を一〇年以上、試行錯誤してきた。また、スタッフとメンバーが協力してネット上で記事を書いていく活動の積み重ねもあった。今回のような私の単著においても、メンバーから変わらぬ協力を頂けたことは、感謝しかない。

一方、亡くなられた方も、生前に共に「幻聴妄想かるた」を作り、ネット記事や講演会などに登場したことがある方であれば、原則として既出の情報（ニックネーム、疾患、背景、状況・属性）を使い、この本の中で個人的な情報を新たに加えることをしないように心掛けながら、本の中に登場させていただいた。

それらのどれもがかなわない人たちの場合は、複数の方から得たエピソードの断片や印象だけをお借りし、それらを合わせて、ほぼゼロから私自身が創作した人物を登場させている場合も多くあることをお断りしておきたい。

後の世代の人たち、それも私のような仕事に就く人たちが本書を手に取ってくだされば、幸いです。橋の架かっていない島のことを父が話してくれたおかげで、後年になって私がその場所を訪ね、いろいろなことに気がつけたように、私の話が、これから現場で生きていく人たちの新しい気づきのキッカケになるのならば、何よりもうれしいのです。

思い出し、言葉に残していくことは、時々の私の無力と目の曇りを曝《さら》け出すことでもあります。しかし、語るということはそういう覚悟も含めてのことだとも思っています。

本書が完成するまでに多くの人たちにお世話になりました。

ハーモニーのメンバーには言葉にできないほどの感謝と、これからもよろしくお願いしますとお伝えしたいです。この本では通所施設の日中活動にあまり触れなかったので、スタッフの登場の機会は多くありませんでしたが、実際は彼ら彼女らなくしてはハーモニーの日々はありません。共に働けてよかったです。

ハーモニーを通じて知り合うことができた多くの方々、貴重なお話をうかがった長島愛生園歴史館の木下浩さん、言葉を寄せていただいた齋藤陽道さん、装画のウルシマトモコさん、ありがとうございました。そして、私の言葉を見つけ本の形にしてくださった道和書院の片桐文子さん。夢のようです。

そして妻と息子に、日々をふたりと共に過ごしていられることに感謝します。

最後に、予定外のことながら原稿の中に登場させてしまった亡き父母に本書を捧げたいと思います。

二〇二四年三月一〇日

新澤克憲

著者

新澤克憲《しんざわ かつのり》

一九六〇年広島市生まれ。精神保健福祉士、介護福祉士。東京学芸大学教育学部卒。大学院中退後、ディケアの職員や塾講師、職業能力開発センターでの木工修行を経て、一九九五年、共同作業所「ハーモニー」開設と同時に施設長に就任。その後、「ハーモニー」は障害者就労継続支援B型事業所となりサービス管理責任者（二〇二三年まで）。現在は特定非営利活動法人やっとこ理事長。

共編
『幻聴妄想かるた』（医学書院、二〇一一年）
『新・幻聴妄想かるた』（特定非営利活動法人やっとこ、二〇一四年）
共著
『ソーシャルアート：障害のある人とアートで社会を変える』（学芸出版社、二〇一六年）
『超・幻聴妄想かるた』（特定非営利活動法人やっとこ、二〇一八年）

ハーモニー「幻聴妄想かるた」
オンラインショップ

同じ月を見あげて

ハーモニーで出会った人たち

二〇二四年（令和六年）四月二六日　初版第一刷発行

著者©　新澤克憲

発行者　片桐文子
発行所　株式会社 道和書院
東京都小金井市前原町2-12-13（〒184-0013）
電話 042-316-7866　FAX 042-382-7279
http://www.douwashoin.com/

装画　ウルシマトモコ
デザイン　高木達樹
印刷　大盛印刷株式会社

日本音楽著作権協会（出）2401798-401

ISBN 978-4-8105-3063-4 C3047